Johann Caspar Rüegg

Mind & Body

W0177912

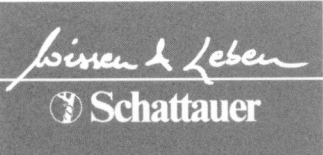

wissen & leben

Ⓢ Schattauer

herausgegeben von Wulf Bertram

Johann Caspar Rüegg

Mind & Body

Wie unser Gehirn die Gesundheit beeinflusst

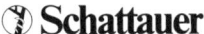 Schattauer

Prof. Dr. med. Johann Caspar Rüegg, Ph. D.
Haagackerweg 10
69493 Hirschberg

Bibliografische Information der Deutschen Nationalbibliothek
Die Deutsche Nationalbibliothek verzeichnet diese Publikation in der
Deutschen Nationalbibliografie; detaillierte bibliografische Daten sind im
Internet über http://dnb.d-nb.de abrufbar.

© 2010 by Schattauer GmbH, Hölderlinstraße 3, 70174 Stuttgart, Germany
E-Mail: info@schattauer.de
Internet: http://www.schattauer.de
Printed in Germany

Lektorat: Volker Drüke, Münster
Umschlagabbildung: Paul Gauguin, „Mädchen mit Mangoblüten
(Tahitianische Frauen)", 1899
Satz: am-productions GmbH, Wiesloch
Druck und Einband: AZ Druck und Datentechnik GmbH,
Kempten/Allgäu

ISBN 978-3-7945-2734-2

Für Elvi

Vorwort

„Es ist der Geist, der sich den Körper baut"
(Schiller, Wallensteins Tod)

Manchmal wirken Worte wie ein Medikament. So wussten sich im Zweiten Weltkrieg Krankenschwestern oft zu helfen, wenn ihnen die Schmerzmittel ausgingen. Sie spritzten den Schwerverwundeten einfach eine Kochsalzlösung und sagten, es wäre Morphium. Oftmals verschwanden dann die Schmerzen, zumindest vorübergehend, wenn die Leidenden dachten, sie erhielten ein wirksames Mittel – ein Placebo-Effekt, zweifelsohne. „Worte sind die mächtigste Droge, welche die Menschheit besitzt", sagte schon der englische Schriftsteller Rudyard Kipling. Aber: Wie können Worte und Gedanken – ohne Medikamente – das körperliche und geistige Wohlergehen und damit die Gesundheit beeinflussen? Davon wird noch die Rede sein; es ist eine wichtige Frage – auch an die Psychosomatische Medizin, die sich damit beschäftigt, wie Gehirn, Psyche und Körper („mind" und „body") aufeinander einwirken.
Begriffe wie Psychokardiologie, Psychoimmunologie und Psychoendokrinologie, aber auch die moderne Stressforschung machen deutlich, dass die Psychosomatik zu einer Disziplin geworden ist, die naturwissenschaftlichen Ansprüchen genügen sollte. In der zweiten Hälfte des letzten Jahrhunderts hatte hingegen die (psychoanalytisch orientierte) Psychosomatik die Bedeutung des Gehirns für die Gesundheit von Körper und Geist weitgehend unterschätzt. Manche Psychosomatiker der älteren Generation hatten wenig Verständnis für die biologische Blickrichtung, da dabei der Mensch auf eine „seelenlose Maschine" reduziert werde. Sie waren der Meinung, in der „Organsprache" des Körpers drückten sich verdrängte seelische Nöte und Wünsche aus, und körperlichen Symptomen wurde deshalb

Symbolcharakter zugeschrieben. „Krankheit als Symbol" war der Slogan. So wurde etwa ein Gebärmutterkrebs von Therapeuten[1] als „unbewusster Wunsch nach Mutterschaft" gedeutet. Oder: Ein Manager entwickelt Schwindelanfälle, weil ihm „vor lauter Verantwortung schwindelig wird".

Gegenwärtig ist in der Psychosomatik kaum mehr von „Organsprache" die Rede, dafür umso mehr von den Errungenschaften moderner bildgebender Verfahren, die einen Einblick in die Arbeitsweise des Gehirns gewähren. Wie wir sehen werden, gehen psychosomatische Leiden wie chronische Schmerzen, Angststörungen und Depressionen nachweislich mit gut lokalisierbaren Veränderungen im Gehirn einher. Sie haben ihre Ursache häufig in Stress und (z. B. frühkindlichen) traumatischen Erfahrungen.

Die komplexen Wechselwirkungen zwischen „mind" und „body" lassen sich aber auch gezielt nutzen: Psychotherapie, neue Denk- und Verhaltensweisen, auch spirituelle Erfahrungen wie Meditation und Gebet können nämlich ebenfalls Veränderungen im Gehirn hervorrufen, die nun ihrerseits auf den übrigen Körper einwirken. So beeinflussen Psyche und Gehirn chronische Schmerzen, die körpereigene Abwehr von Infektionen oder die Funktionen von Herz und Kreislauf, z. B. den Blutdruck. Gesundheit beginnt im Kopf („Gesunder Geist in gesundem Körper", wie Juvenal schrieb). Das ist, kurz gesagt, auch die Mission der neurobiologisch unterfütterten „Neuen Psychosomatik", um die es in diesem Buch geht.

Wer mit Begriffen, Funktionen und dem anatomischen Aufbau unseres komplexesten Organs etwas vertraut ist, wird das einführende Kapitel – eine Tour d'Horizon durch die

---

[1] Im Hinblick auf die Lesbarkeit des Textes wurde überwiegend die männliche Form verwendet, wenngleich immer beide Geschlechter gemeint sind.

Landschaften des Gehirns – vermutlich überspringen und sich gleich den anderen Essays zuwenden, die sich den Fragen einer biologisch fundierten Psychosomatik widmen. Sie alle sind in sich konsistent und können daher auch einzeln gelesen werden. Ich hoffe, dass in den Essays mitgeteilte Einsichten in psychophysische Zusammenhänge zur Überbrückung der Kluft zwischen einer rein somatisch orientierten Medizin und einem „ganzheitlichen", psychosomatischen Krankheitsverständnis beitragen. Sie dürften daher auch für Betroffene hilfreich sein. Und wer möchte nicht gerne erfahren, was es – aus der biologischen Perspektive – mit der in der angloamerikanischen Welt so genannten „Mind-Body Medicine" auf sich hat? So wendet sich dieses Buch an einen weiten Leserkreis, und wenn es einen Eindruck von den komplexen Wechselwirkungen zwischen „mind" und „body" geben kann, hätte ich mein Ziel erreicht.

In meinen Essays konnte ich die einschlägige Fachliteratur bis Ende 2009 berücksichtigen, aber auch – ergänzt und überarbeitet – Ideen und Studienergebnisse, über die ich in den letzten beiden Jahren bereits in verschiedenen Fachzeitschriften sowie in „Psychologie Heute" und in der „Frankfurter Rundschau" berichtete. Für zahlreiche Literaturhinweise und hilfreiche Diskussionen bin ich meinen Kollegen dankbar – vor allem im „Heidelberger Arbeitskreis Wissenschaftlichkeit in der Medizin" –, insbesondere aber Heiner Schirmer für seinen Hinweis auf das passende Zitat aus Schillers Wallenstein II. Ebenso gilt mein großer Dank Wulf Bertram und seinem Team vom Schattauer Verlag, vor allem Petra Mülker, Alina Piasny, Birgit Heyny, und, nicht zuletzt, Volker Drüke für die hervorragende, kreative Zusammenarbeit. Und viel bedeutet mir, bei all meiner Arbeit, der Rückhalt in der Familie, den ich Elvi danke. Ihr ist dieses Buch von Herzen gewidmet.

Hirschberg, im Frühjahr 2010   Johann Caspar Rüegg

Inhalt

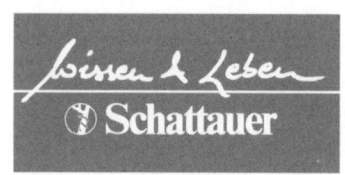

Die von Wulf Bertram herausgegebene Reihe „Wissen & Leben" vereint eine Kollektion ebenso unterhaltsamer wie anspruchsvoller Essays aus den Bereichen Medizin, Psychologie, Naturwissenschaft und Naturphilosophie. Wissenschaftler von internationaler Reputation vermitteln mit Engagement (und offensichtlichem Vergnügen beim Schreiben!) die faszinierenden Ergebnisse moderner Forschung und Theoriebildung.

Die bisher erschienenen Bände der Reihe:

Valentin Braitenberg
Das Bild der Welt im Kopf – Eine Naturgeschichte des Geistes

Manfred Spitzer
Aufklärung 2.0 – Gehirnforschung als Selbsterkenntnis

Peter Fiedler
Verhaltenstherapie mon amour – Mythos, Fiktion, Wirklichkeit

Johann Caspar Rüegg
Mind & Body – Wie unser Gehirn die Gesundheit beeinflusst

Carsten Bresch
Evolution – Was bleibt von Gott?

Heinz Hilbrecht
Meditation und Gehirn – Alte Weisheit und moderne Wissenschaft

1 Blick ins Gehirn

Eine Tour d'Horizon

Gesunder Geist in gesundem Körper! Wie Körper und Geist aufeinander einwirken, das sei die „Grundfrage der Psychosomatik", sagt der bekannte Heidelberger Psychosomatiker Gerd Rudolf (10). Mittlerweile ist die Psychosomatische Medizin zu einer Disziplin geworden, die auch naturwissenschaftlichen Kriterien genügen muss. Das war nicht immer so. Noch in der zweiten Hälfte des letzten Jahrhunderts verstand man unter Psychosomatik meist eine hermeneutisch orientierte Medizin in der psychoanalytischen Tradition mit so bedeutenden Vertretern wie Georg Groddeck und Viktor von Weizsäcker – insbesondere, wenn es um die Deutung dessen ging, wie seelische Konflikte bei psychosomatischen Erkrankungen in die „Sprache der Organe" übersetzt werden. So war man davon beeindruckt, wie gut sich beispielsweise Magenbeschwerden als Folge unterdrückter Gefühle interpretieren lassen: „Der Ärger schlägt einem auf den Magen."

Bis in die 90er Jahre wurde die Bedeutung des Gehirns für die Gesundheit von Leib und Seele von den meisten Psychosomatik-Forschern unterschätzt, wenn nicht ignoriert. Inzwischen hat sich das allerdings geändert, vor allem dank des Siegeszugs moderner bildgebender Verfahren wie Positronenemissionstomographie (PET) und funktionelle Magnetresonanztomographie (fMRT), mit denen man einen Blick ins Gehirn werfen und ihm so gewissermaßen

„bei der Arbeit zuschauen" kann.[1] So lässt sich feststellen, welche Teile des Gehirns bei bestimmten Emotionen oder kognitiven Prozessen gerade aktiv sind (4).

In den letzten Jahren ist immer deutlicher geworden, wie sehr psychosomatische Störungen, insbesondere Angststörungen, Depressionen und Schmerzkrankheiten, mit strukturellen und funktionellen Veränderungen des Gehirns einhergehen. Und diese können mit bildgebenden Verfahren fast millimetergenau in unserem komplexesten, knapp drei Pfund schweren Organ geortet werden. Was geschieht im Gehirn, wenn Menschen beispielsweise unter Ängsten leiden? Oder „körperliche" oder „seelische" Schmerzen haben? Und wo im Gehirn geschieht dann etwas? Das sind Fragen, die nicht nur Therapeuten, sondern zunehmend auch Betroffene bewegen. Die neurowissenschaftlichen Erkenntnisse dürften deshalb auch zur eigenen „Psychoedukation" hilfreich sein, sofern ein gewisses Grundwissen über Bau und Funktion des Gehirns vorhanden ist. In diesem Sinne folgt nun eine kurze „Tour d'Horizon" durch die „Landschaften unseres Gehirns", um erste Einblicke in die Funktionelle Neuroanatomie zu vermitteln bzw. früher erworbenes Wissen aufzufrischen.[2]

---

[1] Der oft zitierte Satz, man könne „dem Gehirn bei der Arbeit zusehen", ist bloß ein Bild, also nicht im wörtlichen Sinne zu verstehen. Die bildgebenden Verfahren erfassen die momentane neuronale Aktivität nämlich nur indirekt, indem sie die lokale Hirndurchblutung (fMRT) oder den regionalen Glukoseverbrauch registrieren (PET). Allerdings geht man davon aus, dass die aktivitätsbedingten Veränderungen mit der neuronalen Aktivität korrelieren (14).

[2] Eine andere (längere) Version der „Tour d'Horizon" erschien in dem von Manfred Spitzer und Wulf Bertram herausgegebenen Buch „Hirnforschung für Neu(ro)gierige" (12).

▶ Im Verlauf der Evolution der Hominiden zum Homo sapiens hat sich das Gewicht des Gehirns innerhalb von „nur" etwa 2 bis 3 Millionen Jahren fast verdreifacht. Betroffen von diesem enormen Wachstum ist vor allem die in ihrer Komplexität jüngste Errungenschaft der Evolution, das Großhirn, auch Endhirn (Telencephalon) oder Cerebrum genannt. Es setzt sich aus den beiden Hirnhemisphären zusammen, die durch einen dichten Filz von Nervenfasern miteinander verbunden sind, dem so genannten Balken (Corpus callosum). In ihrem Inneren enthalten die Hemisphären die mit einer klaren, farblosen Flüssigkeit (Liquor cerebrospinalis) gefüllte linke und rechte Hirnkammer (Ventrikel). Der Balken legt sich über diese Ventrikel und das Stammhirn, also das Zwischenhirn (Diencephalon) mit dem darunter gelegenen Hirnstamm, der durch „Stiele" (Pedunculi) mit dem Kleinhirn (Cerebellum) verbunden ist (Abb. 1.1).

Der Hirnstamm (Truncus cerebri) umfasst das Mittelhirn (Mesencephalon), die „Brücke" (Pons) mit ihren Verbindungen zum Groß- und Kleinhirn sowie das verlängerte Rückenmark (Medulla oblongata), das viele unserer vegetativen Funktionen reguliert, beispielsweise Atmung und Blutdruck. Es geht am hinteren (kaudalen) Ende in das – in der Wirbelsäule gelegene – Rückenmark (Medulla spinalis) über. Ist also, etwa infolge eines Schädeltraumas, die Medulla oblongata beschädigt, so versagt die Atmung, der Blutdruck kann nicht mehr reguliert werden. Bei einer Verletzung des übrigen Hirnstamms fällt der Mensch in einen Zustand tiefster Bewusstlosigkeit, das Koma. Der Hirnstamm enthält nämlich eine netzwerkartige Struktur, die Formatio reticularis, die sich von der Brücke bis zum Mittelhirn zieht und nicht nur an der Steuerung so wichtiger Körperfunktionen wie Schlafen und Wachen beteiligt ist, sondern auch an der Regulation von Aufmerksamkeit und Bewusstseinszuständen.

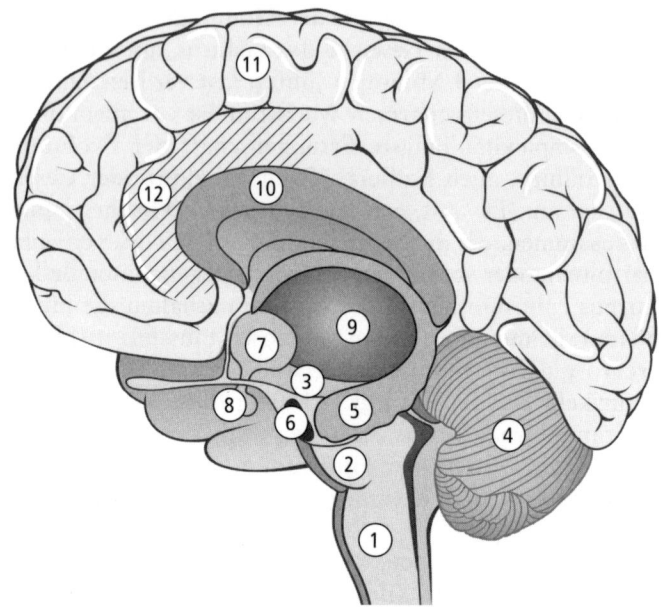

Abb. 1.1 Darstellung des Gehirns (vereinfacht) (mod. nach 12): 1 = Verlängertes Rückenmark (Medulla oblongata); 2 = Brücke (Pons); 3 = Mittelhirn; 4 = Kleinhirn; 5 = Hippocampus; 6 = Mandelkern (Amygdala); 7 = Hypothalamus; 8 = Gehirnanhangsdrüse (Hypophyse); 9 = Thalamus (Teil des Zwischenhirns); 10 = Balken (Corpus callosum); 11 = Großhirn mit ACC; 12 (schraffiert) = anteriorer Gyrus cinguli. ACC, Amygdala und Hippocampus sowie (mediale) Teile des Stirnhirns gehören zum limbischen System, das über Gedächtnis und Emotionen Regie führt.

Im Hirnstamm entspringen zehn der zwölf Hirnnerven, z. B.

- der Nervus trigeminus, der u. a. für Wahrnehmungen der Hautsinne im Kopfbereich zuständig ist;
- der Nervus facialis, der die mimische Gesichtsmuskulatur innerviert;

- der Nervus vagus (der „Umherschweifende"), der die Herzschlagfrequenz kontrolliert, aber auch im Bauch „vagabundiert", wo er fast alle Eingeweide mit Nervenfasern versorgt.

Der „Vagus" enthält sowohl sensorische als auch motorische Fasern, die z. B. die Schlundmuskulatur, aber auch Fasern des autonomen (vegetativen) Nervensystems innervieren. Letztere gehören zum Parasympathikus, dessen Aktivität zu einer ruhigen Erholungslage im Organismus führt, indem sie die Leistung drosselt und Energieverbrauch, Blutdruck und Herzfrequenz senkt. Gegenspieler ist der Sympathikus, dessen Ursprungsneuronen im Brust- und Lendenbereich des Rückenmarks liegen und (wie der Parasympathikus) vom Hirnstamm kontrolliert werden.

Zwischen Hirnstamm und Großhirn befindet sich das Zwischenhirn (Diencephalon). Es beherbergt den Thalamus, eine wichtige Umschaltstelle für Nachrichten von den Hautsinnen und anderen Sinnesorganen, die aus der Körperperipherie über das Rückenmark (oder Hirnnerven) dem Großhirn zugeleitet werden. Dort erst können sie uns bewusst werden – wenn überhaupt. Denn von den unzähligen Eindrücken, denen wir jeden Augenblick ausgesetzt sind, können wir nur einen sehr kleinen Teil bewusst wahrnehmen (12). Unterhalb des Thalamus, in der untersten Etage des Zwischenhirns, liegt der Hypothalamus. Er kontrolliert automatisch eine Reihe von vegetativen Körperfunktionen, etwa die Körpertemperatur. Über den Hypophysenstiel ist er mit der Hirnanhangsdrüse, der Hypophyse, verbunden, die unter dem Hypothalamus in einer sattelförmigen Knochengrube („Türkensattel") der Schädelbasis liegt und sich an den Boden des Zwischenhirns schmiegt. Durch CRH (corticotropin releasing hormone, auch: Kortikotropin-Releasing-Hormon oder Kortikoliberin), ein im Hypothalamus gebildetes Neurohormon, wird in der Hypophyse die Sekretion von ACTH (adreno-corticotropic hormone) angestoßen, das in der Nebennie-renrinde die Synthese und Ausschüttung des Stresshormons Kortisol ankurbelt. (Die Sekretion des Stresshormons Adrenalin erfolgt durch das Nebennierenmark, nach Aktivierung des Sympathikus.)

Das Großhirn lässt sich in vier Lappen (Lobi) unterteilen, nämlich Stirn-, Scheitel-, Schläfen- und Hinterhauptlappen (Frontal-, Parietal-, Temporal- und Okzipitallappen). Seine Oberfläche wird durch zahlreiche Furchen vergrößert, welche die nur wenige Millimeter dicke Hirnrinde in Windungen (Gyri) unterteilen. Die Großhirnrinde (Cortex cerebri) wird auch als „graue Substanz" bezeichnet. Darunter (sub-kortikal) befindet sich das Marklager. Es enthält die weiße Substanz des Gehirns, also die unzähligen markhaltigen Nervenfasern. Diese Fasern sind mit dem „Isoliermaterial" Myelin ummantelt, d. h. myelinisiert. Sie verkabeln u. a. die in der Hirnrinde gelegenen Nervenzellen (Neuronen) mit anderen Teilen des Zentralnervensystems, etwa mit den Neuronen anderer Hirnlappen oder – als Projektionsfasern – mit dem Kleinhirn, dem Hirnstamm und dem Rücken-mark. Gleichsam eingebettet in die weiße Substanz des Marklagers sind verschiedene Hirnkerne (Nuclei), die aus den Ansammlungen von Zellkörpern zahlreicher Nerven-zellen bestehen, so beispielsweise der Mandelkernkomplex (Amygdala) und die Basalganglien (z. B. Putamen, Nucleus caudatus und Nucleus accumbens).

In der Hirnrinde befinden sich fast 100 Milliarden Nerven-zellen, die in bis zu sechs Schichten übereinanderliegen. (Außerdem gibt es noch unzählige Gliazellen, z. B. Oligo-dendrozyten, die die Markscheiden um die Nervenfasern bilden, sowie die zwischen den Nervenzellen und Blutgefä-ßen gelegenen Astrozyten, welche die Weite der zerebralen Blutgefäße und damit die Hirndurchblutung regulieren.) Jedes Neuron besteht aus dem Zellkörper (Perikaryon bzw.

Soma), aus welchem zwei Fortsätze sprießen, nämlich das Axon (auch Neurit genannt) mit seinen zahlreichen terminalen Verzweigungen und die vielfach verästelten Dendriten. Letztere knüpfen – an ihren Dornfortsätzen („Spines") – unzählige Kontakte mit den Endigungen der Axone anderer Neuronen. Zu den größten Neuronen zählen die Pyramidenzellen im motorischen Kortex, deren Axone entlang der Pyramidenbahn (im Tractus corticospinalis) durch das Marklager und den Hirnstamm bis ins Rückenmark ziehen. Dort kontaktieren sie die Dendriten von Motoneuronen, welche ihrerseits die Muskulatur des Bewegungsapparates innervieren.

Die unzähligen Verknüpfungspunkte eines Axons mit den Dendriten und dem Perikaryon anderer Neuronen heißen Synapsen. Hier berühren sich die Fortsätze der Neuronen, allerdings nicht direkt; sie bleiben dabei nämlich immer noch durch eine submikroskopisch enge Kluft, den synaptischen Spalt, voneinander getrennt. Über diesen Spalt hinweg tauschen die Nervenzellen mithilfe von Neurotransmittern Informationen aus. Sie „sprechen" miteinander, indem jede Nervenzelle mittels ihrer verzweigten Axone über unzählige Synapsen an andere Nervenzellen Nachrichten sendet und umgekehrt mit ihren „Antennen", den Dendriten, wieder solche Signale empfängt. Von diesen Impulsen wird die Nervenzelle entweder erregt oder in ihrer Aktivität gehemmt.

Letztlich entscheidet dann die algebraische Summe aller empfangenen hemmenden bzw. erregenden Signale darüber, ob ein Neuron zum „Schweigen" gebracht wird oder nicht. Auf diese Weise wird die Aktivität des Gehirns von den zahllosen Neurotransmittern (Überträgerstoffen) bestimmt, welche die Billionen von erregenden oder hemmenden Synapsen der grauen Substanz durchfließen. Der Neurotransmitter hemmender Synapsen heißt GABA (Gamma-Aminobuttersäure), der wichtigste erregende

Transmitter ist die Aminosäure Glutamat. Zu den Überträgerstoffen zählen auch gewisse Monoamine, z. B. Dopamin, Serotonin und Noradrenalin, aber auch Neuropeptide wie etwa die schmerzlindernden Endorphine. Ein Übermaß, aber auch ein Mangel an einem ganz bestimmten Überträgerstoff kann zu mehr oder weniger schweren Störungen der Gehirnfunktion und des Verhaltens führen. Man denke z. B. an die Symptome der Parkinson-Krankheit, die durch einen dramatischen Abfall des Gehalts an Dopamin in den Basalganglien bedingt sind.

Neurotransmitter reagieren auf der Oberfläche der Neuronen (in den Synapsen) mit Rezeptoren, die jeweils für einen bestimmten Transmitter spezifisch sind – Proteinmoleküle, die in der Zellmembran verankert sind und zum Teil auch als ionendurchlässige Poren (Ionenkanäle) fungieren. Ihre Aktivierung durch Neurotransmitter bringt im Inneren der Nervenzellen komplizierte Programme zum Laufen, beispielsweise solche, die den Stoffwechsel oder die Ionendurchlässigkeit der Zellmembran und damit die bioelektrischen Eigenschaften der Neuronen verändern und auf diese Weise das Neuron erregen oder hemmen. Für die Gedächtnisbildung von Bedeutung ist ein besonderer Typ eines Glutamat-Rezeptors, der so genannte NMDA-Rezeptor[3] – insbesondere im Hippocampus (3), einem Teil des limbischen Systems.

▶ Das limbische System (von lat. *limbus*, der Saum) umsäumt den Balken und das Zwischenhirn und führt über unsere Emotionen und das Gedächtnis Regie (Abb. 1.1). Dazu zählt man u. a. den Gyrus cinguli (auch „Gürtelwin-

---

[3] Dieser Rezeptor reagiert, anders als andere Glutamat-Rezeptoren, nicht nur auf Glutamat, sondern bevorzugt NMDA (N-Methyl-D-Aspartat).

dung" genannt), den Gyrus parahippocampalis, den in den Basalganglien gelegenen Nucleus accumbens, den Mandelkern (Amygdala) und, wie wir schon sahen, den Hippocampus, ein entwicklungsgeschichtlich urtümlicher Abschnitt der Hirnrinde. Letzterer ist während der Entwicklungsphase durch die „moderneren" Rindenabschnitte (Neokortex) ganz an den medialen Rand des Schläfenlappens gedrängt worden, wo er sich wie ein Tuch faltete und nach innen aufrollte (9). Dadurch erhält dieser Hirnteil eine charakteristische S-förmig geschweifte Form, die etwas an ein Seepferdchen (lat. *hippocampus*) erinnert. Der Hippocampus hat eine zentrale Bedeutung für das Gedächtnis, genauer gesagt: für das Ortsgedächtnis und das so genannte explizite Gedächtnis. Bewusst abrufbare (explizite) Gedächtnisinhalte können nur über den „Prozessor" Hippocampus auf der „Festplatte" des Langzeitgedächtnisses im Assoziationskortex des Temporal- und Parietallappens abgespeichert und von da wieder abgerufen werden (12). Wird also der Hippocampus beschädigt, z. B. infolge degenerativer Hirnerkrankungen wie der Alzheimer-Krankheit, dann leidet das explizite Gedächtnis. Beispielsweise können dann neue Namen nicht mehr im Langzeitgedächtnis gespeichert und wiedererinnert werden. Auch bei lang andauerndem (chronischem) Stress und klinischen Depressionen schrumpft oftmals der Hippocampus, weil seine Neuronen vermehrt zugrunde gehen; sie können aber, selbst bei Erwachsenen, aus neuronalen Stammzellen wieder neu gebildet werden. Man spricht von Neurogenese bzw. von Neuroplastizität, wenn man generell die strukturellen Veränderungen in den Verschaltungen des Gehirns meint (3).

Vor dem Hippocampus liegt an der (medial gelegenen) Innenseite jeder Hirnhemisphäre der Mandelkern (Amygdala), und zwar unter der Hirnrinde in der Tiefe des Temporallappens. Mit dem Hippocampus, aber auch mit vielen anderen Hirnarealen ist er durch Nervenstränge (Bahnen) verbunden – vor allem mit dem Hypothalamus, aber auch mit den medialen Arealen des präfrontalen Kortex. Eine besondere Verbindung besteht mit dem über der Augenhöhle gelegenen frontoorbitalen Kortex, der die Aktivität der Amygdala überwacht und gegebenenfalls dämpft (13). Die Amygdala beurteilt – uns unbewusst – beim Auftreten einer Gefahr blitzschnell, wie gefährlich diese ist, oft Sekunden bevor das Gefühl „Angst" bewusst wird. Sie löst dann gegebenenfalls eine Angst- und Fluchtreaktion oder eine Erstarrung aus (falls die Flucht nicht mehr möglich ist). Auch Muskelzittern und vegetative Reaktionen wie ein Adrenalinstoß oder Herzklopfen und beschleunigte Atmung (Hyperventilation) gehören zu dem von der Amygdala angekurbelten Notfallprogramm. Die Erregung des Vegetativums kommt über eine Aktivierung des Hypothalamus und des autonomen Nervensystems zustande, gefolgt von der Ausschüttung von Stresshormonen. Das alles sind unbewusste subkortikale Reaktionen. Das bewusste Gefühl „Angst" entsteht erst etwas verzögert durch Aktivierung der Großhirnrinde. Die Amygdala mit ihren Projektionen zur Großhirnrinde spielt übrigens auch eine entscheidende Rolle bei der Speicherung fürchterlicher traumatischer Ereignisse im (impliziten) emotionalen Gedächtnis bzw. im „Traumagedächtnis", dessen Inhalte nicht bewusst abgerufen werden können (11). Dafür gibt es viele Hinweise, vor allem dank der funktionellen Magnetresonanztomographie, mit welcher bei erlernter Furcht (Furchtkonditionierung) eine lokale Aktivitätssteigerung in der Amygdala geortet werden kann (1).

Gewissermaßen der Gegenspieler des Mandelkerns ist der Nucleus accumbens (der „anlagernde Kern"), der dem vorderen Ende zweier Kerne der Basalganglien anliegt, nämlich dem Schalenkörper (Putamen) und dem Kopf des Schwanzkerns (Nucleus caudatus). Er dient sozusagen als

Sensor für positive, lustvermittelnde und motivierende Schlüsselreize – etwa, wenn wir Schokolade naschen. Er erzeugt dann Glücksgefühle, zumal er im Frontalhirn körpereigene Opioide (Endorphine) freisetzt, wenn seine Neuronen mit Dopamin berieselt werden. Dieser motivierende Neuromodulator wird bei entsprechender Motivation – aber auch nach Einwirkung süchtig machender Drogen wie z. B. Kokain – von Projektionsneuronen abgegeben, die ihren Ursprung (d. h. ihren Zellkörper) im Mittelhirn haben. Wird im Nucleus accumbens zu wenig Dopamin freigesetzt, so verliert ein Mensch jegliche Motivation. Er wird lustlos (anhedonisch), ja geradezu depressiv und nicht selten auch sehr empfindlich für Schmerzreize, die eine Aktivierung des vorderen (anterioren) Gyrus cinguli (ACC, s. Abb. 1.1) bewirken (5).

Der Gyrus cinguli (unser „emotionales Hirn") liegt auf der medialen Seite einer Hirnhemisphäre direkt über dem Balken und windet sich wie ein Gürtel um dessen vorderes (d. h. der Stirn zugewandtes) Ende, das „Knie" des Balkens. Der direkt unter dem Knie (subgenual) gelegene Teil der Windung wird nach Ausbruch einer schweren (klinischen) Depression hyperaktiv, wie mit funktioneller Kernspintomographie gezeigt wurde. Unlängst gelang es, bei scheinbar unheilbar depressiven Patienten die Aktivität dieses winzigen Teils der Hirnrinde durch eine tiefe Hirnstimulation mittels elektrischer Impulse gezielt zu „zähmen". Die Hyperaktivität verschwindet dann nachhaltig, ja sogar dauerhaft. Dadurch werden die für die Depression typischen seelischen Schmerzen gelindert, die Stimmung hellt sich auf (7). Eine nachhaltige Besserung der Symptomatik und eine Besänftigung des anterioren Gyrus cinguli traten jedoch nicht nur nach einer tiefen Hirnstimulation auf, sondern oft auch nach einer vom Patienten als erfolgreich erlebten Psychotherapie oder einer Pharmakotherapie mit so genannten Serotonin-Wiederaufnahmehemmern (8).

Dank solcher Erkenntnisse wissen wir, wo genau in der „Hirnlandschaft" sich unser Zentralorgan bei einer Depression und nach deren Therapie verändert. Das ist ein großer Fortschritt in der Neurobiologie der Psychotherapie. Aber: Wir wissen damit noch lange nicht, warum die Therapie wirkt und welche Hirnregionen eigentlich an der Entstehung einer Depression ursächlich beteiligt sind.

Wie wir in Kapitel 10 (S. 143) noch genauer sehen werden, kann durch eine Psychotherapie oder eine Pharmakotherapie der Depression nicht nur der subgenuale Gyrus cinguli verändert werden. Auch andere Teile der Hirnrinde profitieren gewissermaßen von solchen Therapien, so der direkt hinter der Stirn gelegene präfrontale Kortex und der Hippocampus (2). Könnte es also sein, dass die eigentliche Ursache der Depression nicht – jedenfalls nicht allein – in der Hyperaktivität des subgenualen Gyrus cinguli zu suchen ist? Beispielsweise könnte die tiefe Hirnstimulation dieses Areals bestimmte neuronale Netzwerke anderer Hirnregionen modulieren, deren Dysfunktion zu einer Depression führt (8). Dadurch würde das Befinden fühlbar verbessert, die Stimmung aufgehellt.

Fest steht: Die Aktivität eines bestimmten Hirnteils kann das bewusste Erleben und die Befindlichkeit beeinflussen („bottom up"). Umgekehrt kann die mentale Ebene bzw. das Bewusstsein wiederum auf die Aktivität einer Hirnregion zurückwirken („top down"). Wie bereits erwähnt, können die neuronale Aktivität und der Energie-Stoffwechsel des subgenualen und anterioren Gyrus cinguli nicht nur durch Psychopharmaka und tiefe Hirnstimulation, sondern auch durch eine gelungene Kognitive Verhaltenstherapie langfristig gehemmt werden – sogar durch den Glauben an die Heilkraft eines Placebos kann dies funktionieren (2, 6). Ist also der Geist des Menschen – unsere Gedankenwelt – nicht nur ein Epiphänomen neuronaler Aktivität, sondern (wie wir im nächsten Kapitel sehen werden) umgekehrt auch eine emergente Instanz mit der Fähigkeit, das Gehirn zu verändern („top down")?

Literatur

1 Büchel C, Dolan RJ (2000). Classical fear conditioning in functional neuroimaging. Curr Opin Neurobiol; 10: 219–23.

2 Goldapple K, Segal Z, Garson C, Lau M, Bieling P, Kennedy S, Mayberg H (2004). Modulation of cortical-limbic pathways in major depression: treatment-specific effects of cognitive behavior therapy. Arch Gen Psychiatry; 61: 34–41.

3 Kandel ER (2006). Auf der Suche nach dem Gedächtnis. Die Entstehung einer neuen Wissenschaft des Geistes. München: Siedler-Verlag.

4 Lane RD, Waldstein SR, Critchley HD, Derbyshire SW, Drossman DA, Wager TD, Schneiderman N, Chesney MA, Jennings JR, Lovallo WR, Rose RM, Thayer JF, Cameron OG (2009). The rebirth of neuroscience in psychosomatic medicine, Part II: clinical applications and implications for research. Psychosom Med; 71(2): 135–51.

5 Leknes S, Tracey I (2008). A common neurobiology for pain and pleasure. Nat Rev Neurosci; 9: 314–20.

6 Mayberg HS, Silva JA, Brannan SK, Tekell JL, Mahurin RK, McGinnis S, Jerabek PA (2002). The functional neuroanatomy of the placebo effect. Am J Psychiatry; 159: 728–37.

7 Mayberg HS, Lozano AM, Voon V, McNeely HE, Seminowicz D, Hamani C, Schwalb JM, Kennedy SH (2005). Deep brain stimulation for treatment-resistant depression. Neuron; 45: 651–60.

8 Ressler KJ, Mayberg HS (2007). Targeting abnormal neural circuits in mood and anxiety disorders: from the laboratory to the clinic. Nat Neurosci; 10: 1116–24.

9 Rohen JW (2001). Funktionelle Neuroanatomie. 6. Aufl. Stuttgart, New York: Schattauer.

10 Rudolf G (2007). Geleitwort. In: Rüegg JC. Gehirn, Psyche und Körper. Neurobiologie von Psychosomatik und Psychotherapie. 4. Aufl. Stuttgart, New York: Schattauer.

11 Rüegg JC (2009). Traumagedächtnis und Neurobiologie. Konsolidierung, Rekonsolidierung, Extinktion. Trauma & Gewalt; 3(1): 6–17.

12 Rüegg JC, Bertram W (2010). Hirnlandschaften. Eine funktionell-neuroanatomische Tour d'Horizon. In: Spitzer M, Bertram W (Hrsg). Hirnforschung für Neu(ro)gierige. Braintertainment 2.0. Stuttgart, New York: Schattauer; 1–11.

13 Spitzer M (2005). Frontalhirn an Mandelkern. Letzte Meldungen aus der Nervenheilkunde. Stuttgart, New York: Schattauer.

14 Walter H, Erk S (2010). Seh ich da was, was Du nicht siehst? Methoden, Möglichkeiten und Mängel des Neuroimagings. In: Spitzer M, Bertram W (Hrsg). Hirnforschung für Neu(ro)gierige. Braintertainment 2.0. Stuttgart, New York: Schattauer; 185–206.

2 Der Geist prägt das Gehirn

Wie mentale Prozesse unser Gehirn verändern

„Change the mind and you change the brain"

Wie wirken Geist und Körper – „mind" und „body" – aufeinander ein? Es geht um die Frage, wie unsere Gedanken, unsere Erwartungen, aber auch Worte, Glaube und Emotionen die Gesundheit von Körper und Seele beeinflussen – und wie sie dabei das Gehirn verändern. Zu diesem Thema fanden im März 2000 in der nordindischen Stadt Dharamsala und drei Jahre später am MIT (Massachusetts Institute of Technology) in Cambridge Massachusetts zwei für das menschliche Selbstverständnis bedeutende Symposien statt. In den beiden Konferenzen trafen sich international renommierte, herausragende Neurowissenschaftler und Hirnforscher mit dem 14. Dalai Lama und anderen buddhistischen Mönchen, um die Wirkung von Emotionen und Meditationen auf das menschliche Gehirn zu erörtern (11). Die anwesenden Hirnforscher erinnerten die Zuhörer daran, dass unser Gehirn mit seinen neuronalen Netzwerken während des ganzen Lebens veränderbar ist; es ist plastisch – man spricht von neuronaler Plastizität –, und noch im Alter können sich aus Stammzellen neue Nervenzellen bilden. Daraufhin stellte der Dalai Lama eine gewichtige Frage: Kann der menschliche Geist („mind") sein Gehirn verändern?

▶ Dass strukturelle Veränderungen im Gehirn die Psyche und das Verhalten beeinflussen können, wissen wir schon lange. Aber: Genauso gut könnten – umgekehrt – auch Änderungen im Verhalten und unsere Gedanken die neuronalen Netzwerke unseres Gehirns umstrukturieren, sagte der amerikanische Neurobiologe Alvaro Pascual-Leone (26). Imaginationen – Gedanken – könnten Einfluss nehmen auf die „Hardware" des Gehirns. Wenn etwa Versuchspersonen auf einer Klaviatur mit einer Hand immer wieder eine einfache Fingerübung einübten, so würde sich das für diese Finger zuständige Areal im motorischen Kortex vergrößern; aber erstaunlicherweise sei dies genauso der Fall, wenn die Probanden die Fingerübungen nur im Geiste – in ihrer Imagination – machten (25).

Unser Gehirn kann sich allein schon dadurch verändern, dass wir etwas Neues lernen. Dies erkannte als Erster der amerikanische Neurobiologe Eric Kandel, der im Jahre 2000 für seine Verdienste in der Gedächtnisforschung den Nobelpreis für Medizin und Physiologie erhielt. Zu Beginn war sein Forschungsobjekt allerdings noch nicht das hochkomplexe Gehirn des Menschen, sondern „nur" die große Meeresschnecke *Aplysia californica*, die mit ihren etwa 20 000 Neuronen über ein besonders einfaches Nervensystem verfügt, an dem sich Reflexe auslösen lassen. So zieht die Schnecke bei Reizung des Schneckenschwanzes oder des Siphons reflektorisch die Kiemen zurück – eine motorische Reaktion ihrer Muskeln.

Dieser Schutzreflex ist normalerweise eher schwach, lässt sich aber durch Konditionierung verstärken – im Prinzip ganz ähnlich wie der berühmte Pawlow'sche Reflex. Der „Befehl" zur Kontraktion des Rückziehmuskels der Kiemen wird an der Verbindung – der Synapse – vom sensorischen Neuron und motorischen Neuron durch den Neurotransmitter Glutamat übertragen. Gewöhnlich wird der Überträgerstoff nur sparsam in den synaptischen Spalt ausgeschüttet. Durch Konditionierung wird jedoch die Menge des ausgeschütteten Transmitters erhöht, wie Kandel erkannte. Und dies verstärkt natürlich die synaptische Übertragung und damit aber auch die reflektorische Muskelkontraktion. Kurz: Das einfache neuronale Netzwerk der Schnecke hat gelernt, ausgeprägter auf den Reiz zu reagieren. Das so Gelernte wird langfristig im Gedächtnis gespeichert, wenn sich die betroffene Synapse auch strukturell verändert und damit die funktionelle Verknüpfung zwischen der prä- und postsynaptischen Nervenzelle festigt – so Kandel in seinem Buch „Auf der Suche nach dem Gedächtnis" (15).

Die Neuronen von Meeresschnecken, an denen Kandel seine Versuche anstellte, sind ein – besonders einfacher – Modellfall. Ganz analoge Veränderungen spielen auch eine wichtige Rolle bei Lernvorgängen des Menschen (bei dem man bekanntermaßen verschiedene Arten des Gedächtnisses unterscheiden kann; s. Abb. 2.1).

Auch in den komplizierten neuronalen Netzwerken höherer Tiere und des Menschen werden Neuronenpopulationen nach einem Lernvorgang durch ein molekulares „remodeling", d. h. durch strukturelle und biochemische Veränderungen plastischer Synapsen bzw. durch Ausbildung zusätzlicher Synapsen effektiver vernetzt sein als zuvor (4, 15, 40). Dabei sind jeweils bestimmte Gedächtnisinhalte, etwa Begriffe oder Erfahrungen, nicht in einzelnen Synapsen oder Neuronen, sondern als „Engramm" durch die gemeinsame Aktivität von Abertausenden von Synapsen und Nervenzellen kodiert bzw. repräsentiert (wie es in der Fachsprache heißt) und in einem komplizierten Mosaik von Neuronen gespeichert, die miteinander vernetzt sind. Man spricht von einem Ensemble bzw. auch von „neuronalen assemblies".

Wie Valentin Braitenberg (5) in seinem Buch „Das Bild der Welt im Kopf" erläutert, stellt man sich vor, dass die zu einem „assembly" gehörenden Neuronen infolge ihrer gemeinsamen, synchronen Aktivität durch plastische Synapsen zunächst vorübergehend und – nach einem Lernpro-

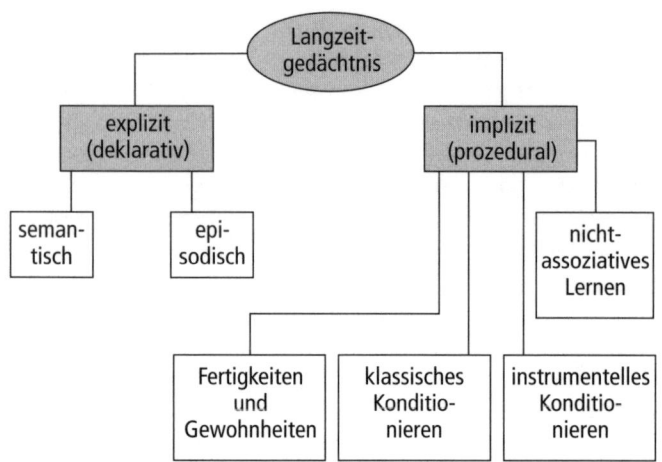

Abb. 2.1 Gedächtnisformen (mod. nach 16, S. 131, und 23): Das deklarative (explizite) Gedächtnis beherbergt Erinnerungen an Fakten (semantisches Gedächtnis) bzw. Lebenserinnerungen (episodisches Gedächtnis) und Orte, die sich sprachlich wiedergeben lassen. Sie werden kurzzeitig im Präfrontalhirn gespeichert, dann im Hippocampus in Inhalte des Langzeitgedächtnisses umgewandelt und in verschiedenen Regionen der Hirnrinde gespeichert – insbesondere im Temporallappen, von wo sie (im Prinzip) bewusst abgerufen werden können (15). Implizite Erinnerungen an Emotionen, Fertigkeiten, Gewohnheiten und Konditionierungen werden im prozeduralen Gedächtnis (in Kleinhirn, Basalganglien und Amygdala) abgelegt. Sie sind der bewussten Erinnerung nicht zugänglich und können nicht willentlich abgerufen werden.

zess – auch auf Dauer fest miteinander verbunden, sozusagen „verdrahtet", sind.

Der kanadische Psychologe Donald Hebb (12) postulierte schon Ende der 40er Jahre, dass (benachbarte) Neuronen, die simultan „feuern", miteinander „verdrahtet" werden („Neurons which fire together, wire together"). Auf diese Weise werden gemeinsam und synchron aktive Neuronen der Hirnrinde zu Ensembles zusammengebunden, die beispielsweise eine Erfahrung repräsentieren und diese auch im Gedächtnis speichern können (31).

Eric Kandel (14, 16) hat die generelle Bedeutung seiner Erkenntnisse für Lernprozesse erkannt, wenn er schreibt, dass Lernen immer auch nachhaltige Veränderungen in der Effektivität der Informationsübertragung in synaptischen Verbindungen zwischen den Neuronen bedeute. Und er geht noch einen Schritt weiter, wenn er sagt, dass auch zwei Menschen, die miteinander sprechen, gegenseitig die synaptischen Verbindungen des anderen verändern (sofern sie sich ihr Gespräch merken).[1] Kurz gesagt: Sie verändern ihre Gehirne, und dies auch in einer Verhaltens- bzw. Psychotherapie, also in ganz spezifisch gestalteten Gesprächen, wie mit bildgebenden Verfahren nachgewiesen werden konnte (2, 33, 34). Darauf werden wir später noch einmal zurückkommen (Kap. 10, S. 140ff).

Auch all das, was wir in unserer Kindheit und später durch das gesprochene Wort aufnehmen, was uns prägt, was wir lernen, mithin die gesamte Kulturwelt – die Welt III im Sinne Poppers – wird unsere synaptischen Vernetzungen langfristig verändern. Deshalb stellen sich wohl die synapti-

---

[1] Kandel (16, S. 64f) schrieb: „In den Fällen, die bislang untersucht wurden, wird durch Lernen die Wirksamkeit schon bestehender (synaptischer) Pfade verändert (...). Wenn ich zu jemandem spreche und er oder sie mir zuhört, haben wir nicht nur Sicht- und Stimmkontakt, sondern die Aktivität der neuronalen Maschinerie in meinem Gehirn hat eine direkte und, wie ich hoffe, lang anhaltende Wirkung auf die neuronale Maschinerie in seinem oder ihrem Gehirn, und umgekehrt. Tatsächlich würde ich behaupten, dass die psychotherapeutische Intervention nur insoweit Veränderungen im Geist der Patienten hervorruft, insofern unsere Worte Veränderungen in den Gehirnen anderer erzeugen. Aus dieser Perspektive verbinden sich der biologische und der psychologische Ansatz." (vgl. auch 14)

schen Feinstrukturen neuronaler Netzwerke bei heutigen zivilisierten Menschen völlig anders dar als bei den Menschen einer Steinzeitkultur, obschon sich die Genome wahrscheinlich nicht wesentlich unterscheiden (31).

Bildlich gesprochen, ist durch das gesprochene (und geschriebene) Wort die „Hardware", also die „Verdrahtung" der Schaltkreise im „Biocomputer Hirn" bei Menschen verschiedener Kulturen unterschiedlich. Daher kann eine Kultur nur durch Sprache entstehen und lebensfähig sein. Durch das gesprochene Wort und durch verbales „ansteckendes" Lernen verbreiten sich Kulturen (und Ideen). Ideen, Riten und Mythen (um nur einige Beispiele zu nennen) wurden auf diese Weise schon vor Jahrtausenden – lange vor der Erfindung der Schrift – von Generation zu Generation tradiert und im kulturellen Gedächtnis gespeichert. Anders gesagt: Die menschlichen Gehirne „infizieren" sich durch das Medium Sprache gewissermaßen gegenseitig mit Geist. Sie beeinflussen und koordinieren dadurch ihre mentalen bzw. neuronalen zerebralen Strukturen. Kultur und Geist prägen das Gehirn. Die wichtigste Voraussetzung des Geistwerdens aber ist das Wunder der Sprache. „Geist ist Wort", sagt Martin Buber (6).

▶ Doch nicht nur Gespräche mit anderen führen zu mittel- und langfristigen Veränderungen von Synapsen im Gehirn. Wir können natürlich auch zu uns selbst sprechen und auf uns selbst einwirken, so wie das die Autosuggestionstechniken von Emile Coué (1857–1926) und Laura Huxley (13) lehren – und wie es nicht selten auch kleine Kinder machen, wenn sie sich etwas überlegen. Bekanntermaßen gibt es verschiedene Arten des Überlegens, etwa verbales Denken und visuelles anschauliches Denken, z.B. in inneren Bildern. Und man kann sich auch Bewegungen ausdenken, etwa beim Tanzen. Wenn wir „verbal" denken, benutzen wir Mentalismen oder Begriffe, nicht selten so, als sprächen wir im Stillen zu uns selbst – „silent speech" nennen es angelsächsische Psychologen. Und wir können uns diese Gedanken auch merken.

Ich postuliere deshalb, dass unsere synaptischen Strukturen nicht nur durch das gesprochene Wort, sondern auch durch verbales Denken verändert werden, insbesondere dann, wenn immerzu die gleichen Gedanken wiederkehren (29, 30). Daraus würde folgen, dass wir durch unseren Geist („mind") die komplexen materiellen Strukturen unseres Gehirns, also die neuronalen „Ensembles" verändern können. Dabei könnten sich sogar, so meine Hypothese, durch Gedanken, an die wir uns erinnern möchten, – im Prinzip wie bei allen Lernprozessen – ganz neue Synapsen bilden und dabei neue Schaltkreise entstehen (31). Kurz: „Es ist der Geist, der sich den Körper baut", um mit Schiller zu sprechen.[2] Der Geist prägt sein Gehirn. Ähnliche Gedanken äußerte schon John Eccles im Gespräch mit Karl Popper (28):

„Wenn wir an etwas denken und dabei sagen, ich muß mich daran erinnern, so wirken wir auf das Hirn, so daß die neuronalen Regelkreise gebaut werden können, durch die ein Wieder-Abrufen in einem späteren Stadium gewährleistet wird."

Und Popper brachte es auf den Punkt: Das Ich präge sein Gehirn, meinte er. Vielleicht ist ja der menschliche Geist („mind") nicht nur ein Epiphänomen neuronaler Prozesse, sondern – im Sinne von Popper und Eccles – auch umgekehrt eine emergente Kapazität, die durch Gedanken und die Glaubens- und Vorstellungskraft auf die Materie neuronaler Netzwerke strukturierend einwirken kann („top down") (31).

---

[2] Wallensteins Tod, 3. Aufzug, 13. Auftritt

Ist also die Struktur neuronaler Netzwerke des Gehirns durch (erlernte) Worte und Gedanken nachhaltig veränderbar, so wäre das Gedächtnis – um Henri Bergson (1859–1941) zu zitieren – gewissermaßen die „Schnittstelle von Geist und Materie" (3), also das „Interface von mind & body". Eine Information, ein Gedanke, eine Idee würden, sobald wir sie im Gedächtnis speichern, in einem neuronalen Netzwerk, einem Ensemble, in ein materiell kodiertes Engramm verwandelt oder transkribiert – gleichsam verkörpert (engl. „embodied") – und bei der Erinnerung wiederum zur Idee, zum Gedanken. Die Bedeutung und die Information jedoch, die im Wort, im Gedanken oder in der Idee stecken, blieben bei dieser psychophysischen Umwandlung und Rückverwandlung prinzipiell identisch. In jedem Fall sind Denken und neuronale Netzwerke untrennbar miteinander verbunden. Und: Auch unser eigener Geist, unsere Identität – das durch verbales Denken und Reflexion erlebte „Ich" („*cogito, ergo sum*", wie Descartes schrieb) – dürfte in den neuronalen Schaltkreisen des Gedächtnisses strukturell verankert sein und morgens beim Aufwachen durch Erinnern reaktiviert werden (31). Mit dem Verlust des Gedächtnisses verliert daher ein Mensch seine Identität, er ist nicht mehr er selbst. Ein solches Schicksal ereilt im Endstadium der Alzheimer-Krankheit fast jeden.

▶ Dank unseres autobiographischen Gedächtnisses – unseren Erinnerungen – sind wir, was wir sind. Wie Manfred Osten (24) in seinem Essay „Das geraubte Gedächtnis" schreibt, gibt es jedoch neuere Erkenntnisse, die „auf beunruhigende Weise hinweisen auf eine mangelnde Trennschärfe zwischen Erinnern und erneutem Wahrnehmen". Der alte „Text" des ersten Lernens könne durch neues Lernen und Erinnern bis zur Unkenntlichkeit umgeschrieben werden, betont er unter Zitierung des Frankfurter Hirnforschers Wolf Singer (35). Aufsteigende Erinnerung kann, gerade bei phantasiebegabten Menschen, unbewusst von einer kräftigen Gestaltungstendenz erfasst werden, und so werden im Nacherzählen eines Ereignisses die Details des einstigen Geschehens etwas verändert, zumindest anders gewichtet. „Ein durch neue Erfahrungen in neuen Situationen, durch Erzählen und Wiedererzählen bis zur Unkenntlichkeit modifiziertes Erinnern würde (aber) den Schluss zulassen, dass die menschlichen Erinnerungen kaum noch Anspruch auf Glaubwürdigkeit und Authentizität erheben könnten", sagt Osten (S. 103) und fügt hinzu:

„Und wenig tröstlich dürfte hierbei der Hinweis sein, dass man doch auch die eigene Identität als konstant und authentisch betrachtet, obgleich man in Wahrheit einem dauernden Prozess der Veränderung unterworfen ist."

Wie schon Platon wusste, verändert sich ein Mensch ständig, bleibt aber im Grunde dennoch derselbe (27).[3]

Kurz gesagt: Autobiographische Gedächtnisinhalte sind nicht unverbrüchlich festgelegt (18). Wenn wir uns an etwas erinnern wollen, werden die Gedächtnisspuren – die synaptischen Verknüpfungen im neuronalen Ensemble – wieder labil, quasi verformbar (s. auch Kap. 7, S. 97f) und dabei möglicherweise sogar „umgeschmolzen" (38). Dank dieser Plastizität kann die im Ensemble repräsentierte Erinnerung gegebenenfalls durch neues Lernen unbewusst mo-

---

[3] Platon, Symposion, 207 d–208 a: „Auch von jedem einzelnen Lebewesen sagt man, es lebe und sei dasselbe, wie einer von Kindheit an bis ins Greisenalter als derselbe bezeichnet wird. Dabei wird dieser doch derselbe genannt, obwohl er niemals dasselbe in sich hat, sondern immer neu wird und anderes verliert (…). Und nicht nur im Bereich des Körpers, sondern auch, was die Seele angeht, der Charakter, die Gewohnheiten, Meinungen, Begierden, Freuden, Kümmernisse, Ängste, jedes Einzelne von diesen bleibt niemals dasselbe in einem jeden." (27, S. 111)

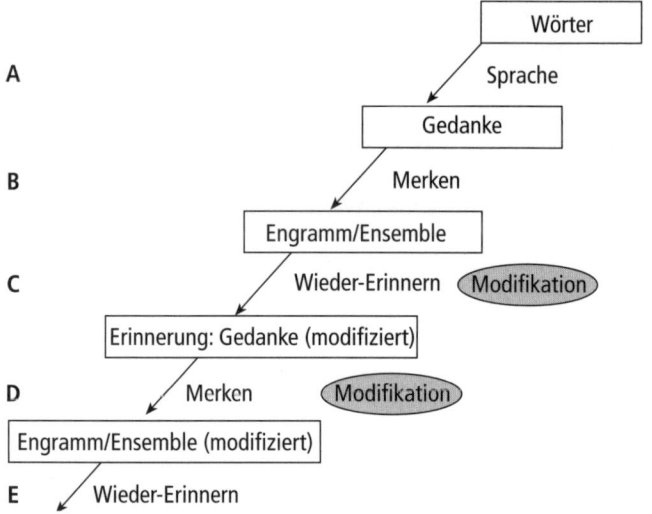

Abb. 2.2 Modifikation einer Erinnerung durch Wieder-Erinnern: Worte rufen Gedanken hervor (A). Gedanken, die man sich merkt, werden als Engramm in neuronale Ensembles eingeschrieben (B). Beim Gedächtnisabruf werden Synapsen des Ensembles labilisiert (C), und beim erneuten Abspeichern wird das Engramm möglicherweise modifiziert (D), z. B. durch Assoziation mit anderen Engrammen (vgl. 38 und 19). So hat sich das Gehirn (wie von selbst) verändert, aber ebenso die Erinnerung (E).

difiziert und mit anderen Erfahrungen oder Gedanken assoziiert werden (1).[4] In dem sich, uns unbewusst, ein modifiziertes Ensemble bildet, hat sich unser Gehirn – und damit auch wir – wie von selbst verändert (Abb. 2.2).

---

[4] Auch unmittelbar nach dem Abruf einer traumatischen Erinnerung kann diese – durch „Überschreiben" der Gedächtnisspur – modifiziert werden, wie kürzlich im Wissenschaftsmagazin „Nature" berichtet wurde (32).

„Wir tragen das Potenzial zur Veränderung in uns", sagt Matthieu Ricard im Gespräch mit Wolf Singer (36). Auch die im Unbewussten hinterlassenen Gedächtnisspuren früh-kindlicher traumatischer Erfahrungen könnten durch Wie-der-Erleben modifiziert werden, und somit ließe sich die Wirkungsweise einer Psychoanalyse auch aus der neuro-biologischen Sichtweise verstehen (1). Wenn nämlich wäh-rend eines psychotherapeutischen Gesprächs die im Un-bewussten aufgehobenen traumatischen Erlebnisse und Ängste der frühen Kindheit „hochkommen", so werden vielleicht gerade dadurch die beteiligten neuronalen Ge-dächtnisspuren wieder plastisch, d. h. veränderbar (31, S. 125). Sie lassen sich überarbeiten.

▶ Allerdings ist nun überhaupt nicht vorstellbar, dass die Labilisierung und Modifizierung des Erinnerten generell für Gedächtnisinhalte gelten könnte. Meistens ist ja das Gedächtnis ziemlich genau. Man denke etwa an das evo-lutionär archaische Gedächtnis für Orte und räumliche Beziehungen, das für höher entwickelte Lebewesen über-lebenswichtig ist – für Menschen auch im Berufsleben. Es ermöglicht z. B. gestressten Taxifahrern, sich schnell in einer Stadt zu orientieren. Bevor es die modernen Navigati-onsgeräte gab, mussten Londoner Taxifahrer, um eine Lizenz zu bekommen, während ihrer über zwei Jahre dau-ernden Ausbildung Lage und Namen von über 25 000 Stra-ßen und Tausenden von Plätzen auswendig lernen und im Kopf behalten. Das veränderte mit der Zeit ihr Gehirn, ins-besondere den hinteren (posterioren) Teil des Hippocam-pus, in dem das Ortsgedächtnis lokalisiert ist (39). Gerade bei Taxifahrern mit langjähriger Übung im Navigieren ist das Volumen dieses Hirnteils offenbar besonders groß, wie die Londoner Neuropsychologin Eleanor Maguire heraus-fand. Sie hatte das Hippocampus-Volumen von 16 rechts-händigen Taxifahrern mittleren Alters mit einem bildgebenden Verfahren, der strukturellen Magnetresonanztomographie (MRT), analysiert (21). Das Ergebnis: Verglichen mit 50 anderen Versuchsteilnehmern gleichen Alters hatten die Taxifahrer einen deutlich (signifikant) größeren posterioren Hippocampus, dafür aber einen (um ca. 20 %) kleineren anterioren Hippocampus. Und: Je mehr Berufserfahrung diese Taxifahrer hatten, umso größer war auch das Volumen der grauen Substanz des besagten Hirnteils.

Ein solcher Zusammenhang konnte bei Londoner Busfahrern allerdings nicht festgestellt werden. Offensichtlich ist es die jahrelange Übung und Expertise im Navigieren (und nicht etwa die generell mit dem Lenken eines Kraftfahrzeugs verbundene Anstrengung), die Einfluss nimmt auf die Größe des Hippocampus – wie gesagt, jedoch auf Kosten des vorderen (anterioren) Teils des Hippocampus. Letzterer ist erforderlich, um neu gelernte Fakten im Langzeitgedächtnis abzuspeichern. So verwundert es auch nicht, dass die Fähigkeit, Neues zu lernen, bei den älteren Taxifahrern stärker beeinträchtigt war als bei den Busfahrern. Die langjährigen beruflichen Anforderungen bewirkten demnach bei den erfahrenen Taxifahrern, nicht aber bei den Chauffeuren, die Restrukturierung und Vergrößerung eines Hirnteils, der im Dienste der Navigation steht (39). Eleanor Maguire hatte zuvor schon mit einem bildgebenden Verfahren (PET) gezeigt, dass das Ortsgedächtnis im (rechten) Hippocampus lokalisiert ist. Dieser wird nämlich aktiviert, wenn Personen, z. B. Londoner Taxifahrer, sich im Geiste eine Route vorstellten, die sie oft gefahren sind und daher gut kennen (20).

▶ Wenn wir uns aus der Erinnerung heraus ein geistiges Bild schaffen, uns etwa an eine bekannte Gegend oder ein schönes Bild erinnern, so werden, wie Studien mit bildgebenden Verfahren belegen, die gleichen Strukturen des Gehirns wieder aktiv, die zuvor beim Blick auf die schöne

Landschaft oder beim Betrachten des Bildes aktiviert worden sind: Vorgänge, die bei der einfachen Wahrnehmung eines Objekts in seiner Umgebung sozusagen automatisch ablaufen, erregen zunächst Teile des Zwischenhirns und dann das primäre Sehzentrum im Hinterhaupt. Von dort wird dann die visuelle Information – „bottom up" – zur weiteren Verarbeitung an die hierarchisch höheren Zentren im Scheitel- und Schläfenlappen weitergereicht. Bei der geistigen Vorstellung oder Rekonstruktion eines Bildes aus der Erinnerung wird hingegen die im Gedächtnis gespeicherte Information von den höheren visuellen Zentren – „top down" – zu den hierarchisch tiefer gelegenen visuellen Arealen des Gehirns zurückgeleitet (17, 22). Die Verbindungen zwischen den verschiedenen hierarchischen Ebenen des visuellen Systems sind also reziprok.

Wenn wir aber statt eines Bildes die Bewegung eines Menschen wahrnehmen oder auch nur an eine solche Bewegung denken, dann wird nicht nur das visuelle System aktiv, sondern auch das System der so genannten Spiegelneuronen. Diese Nervenzellen sind von einer Gruppe von Neurophysiologen um den italienischen Hirnforscher Giacomo Rizzolatti zuerst im Gehirn von Affen entdeckt worden. Zum Teil liegen sie im Frontallappen (in der Area F5 der prämotorischen Hirnrinde), teilweise aber auch in der hinteren (posterioren) Partie des Scheitellappens. Sie werden aktiviert und „feuern", wenn der Affe eine „direkte, auf ein Objekt gezielte Handlung ausführt, wie z. B. das Ergreifen einer Nuss", erläutert Rizzolattis Kollege Vittorio Gallese (10). Das Interessante dabei sei, dass diese Neuronen auch dann feuern, wenn das Tier einen Artgenossen sieht, der eine solche Handlung ausführt. Anders gesagt: Die neuronalen Netzwerke dieser Neuronen spiegeln gleichsam die visuell wahrgenommenen Handlungen anderer, sie imitieren sie mental. Sie ermöglichen nicht nur, dass wir uns gegenseitig nachmachen, sondern auch durch Gesten und

Mimik kommunizieren können, indem wir – beispielsweise – einander anlächeln oder uns gegenseitig erfreut zuwinken. Emotionen sind ansteckend.

Stellen Sie sich ein kaum zehn Monate altes Kind vor, das seine ihm freudig zuwinkende Mutter beobachtet. Seine Spiegelneuronen werden durch die mütterliche Gefühlsregung aktiviert, es wird also die Handlung imitieren und gleichfalls erfreut zurückwinken, was dann wiederum die entsprechenden Spiegelneuronen im Gehirn der Mutter aktiviert. Dank der synchronen neuronalen Aktivität treten Mutter und Kind „in Resonanz". Es entsteht eine emotionale Beziehung. Das Kind spiegelt sich sozusagen im „Du". Und: Es eignet sich – durch Nachahmen seiner Beziehungsperson bzw. „Imitationslernen" – ein sozialkonformes Verhalten an und wird dadurch sozialisiert (37). Sein Gehirn reift im Sinne von Thomas Fuchs (9) zum Beziehungsorgan. Noch bevor das Kind richtig sprechen kann, hat es verinnerlicht, gelernt, was die Mutter mit dem Winken meint und Sinn und Bedeutung des entsprechenden Wortes erfasst, indem es das Wort mit seiner Handlung assoziiert. Sagt also die Mutter mit liebevollen Worten: „Mach mal winke, winke", so werden – vermutlich – die entsprechenden Spiegelneuronen im motorischen Kortex ihres Kleinen automatisch aktiviert. Jedenfalls zeigen neuere Studien, dass nicht nur die Beobachtung von Bewegungen bzw. Handlungen, sondern auch Wörter und Sätze, die solche beschreiben, bestimmte Areale des motorischen Systems aktivieren (7, 10).

Solche Erkenntnisse über die Funktionsweise von Spiegelneuronen lassen nun auch die oft zitierten Beobachtungen Darwins (8) an einem seiner Kinder aus neurobiologischer Sicht etwas besser verstehen. Als das Erstgeborene etwas über sechs Monate alt war, machte sein Kindermädchen auf Darwins Geheiß ein ganz trauriges Gesicht und tat so, als ob es weinen müsste. Alsbald wurde der Gesichtsausdruck des Babys ebenfalls traurig; die Mundwinkel waren in typischer Weise nach unten verzogen. Darwin meinte, sein Kind verstehe eben instinktiv, dass das (vorgetäuschte) Weinen Ausdruck von großem Kummer sei. Aus heutiger Sicht verdanken jedoch Menschen jeden Alters ihr Mitgefühl eher der Aktivität von Spiegelneuronen (10) als (bewusster) Einsicht oder einem Instinkt – zumal eine imitierte Gemütsbewegung, etwa ein nachgeahmter Gesichtsausdruck, anscheinend imstande ist, „automatisch" auch die dazu gehörende Emotion auszulösen, wie wir im nächsten Kapitel sehen werden.

Literatur

1 Ansermet F, Magistretti P (2007). Biology of Freedom. Neural plasticity, experience, and the unconscious. London: Karnac Books Ltd.

2 Baxter LR Jr, Schwartz JM, Bergman KS, Szuba MP, Guze BH, Mazziotta JC, Alazraki A, Selin CE, Ferng HK, Munford P, Phelps ME (1992). Caudate glucose metabolic rate changes with both drug and behavior therapy for obsessive-compulsive disorder. Arch Gen Psychiatry; 49: 681–9.

3 Bergson H (1991). Materie und Gedächtnis. Eine Abhandlung über die Beziehung zwischen Körper und Geist. Hamburg: Felix Meiner Verlag.

4 Bonhoeffer T, Yuste R (2002). Spine motility. Phenomenology, mechanisms, and function. Neuron; 35: 1019–27.

5 Braitenberg V (2009). Das Bild der Welt im Kopf. Eine Naturgeschichte des Geistes. Stuttgart, New York: Schattauer.

6 Buber M (1923). Ich und Du. Stuttgart: Philipp Reclam 2001.

7 Buccino G, Riggio L, Melli G, Binkofski F, Gallese V, Rizzolatti G (2005). Listening to action-related sentences modulates the activity of the motor system: a combined TMS and behavioral study. Brain Res Cogn Brain Res; 24: 355–63.

8 Darwin C (1872). The Expression of Emotions in Man and Animals. Nachdruck. Stilwell: Digireads.com Publishing 2005.

9 Fuchs T (2008). Das Gehirn – ein Beziehungsorgan. Eine phäno-menologisch ökologische Konzeption. Stuttgart: Kohlhammer.

10 Gallese V, Buccino G (2010). Wir und die anderen. Von den Spie-gelneuronen zum Mitgefühl. In: Spitzer M, Bertram W (Hrsg). Hirnforschung für Neu(ro)gierige. Braintertainment 2.0. Stutt-gart, New York: Schattauer: 43–59.

11 Goleman D (2004). Destructive emotions – How can we over-come them? A scientific dialogue with the Dalai Lama, narrated by Daniel Goleman. New York: Bantam Dell, Random House.

12 Hebb DO (1949). The Organisation of Behaviour. New York: Wiley.

13 Huxley LA (1963). You Are not the Target. New York: Farrar, Strauss & Co.

14 Kandel ER (1979). Psychotherapy and the single synapse. The impact of psychiatric thought on neurobiologic research. N Engl J Med; 301: 1028–37.

15 Kandel ER (2006). Auf der Suche nach dem Gedächtnis. Die Ent-stehung einer neuen Wissenschaft des Geistes. München: Siedler.

16 Kandel ER (2008). Psychiatrie, Psychoanalyse und die neue Bio-logie des Geistes. Frankfurt a. M.: Suhrkamp.

17 Kosslyn SM, Thompson WL, Alpert NM (1997). Neural systems shared by visual imagery and visual perception: a positron emis-sion tomography study. Neuroimage; 6: 320–34.

18 Leuzinger-Bohleber M, Roth G, Buchheim A (2008). Trauma im Fokus von Psychoanalyse und Neurowissenschaften. In: Leuzin-ger-Bohleber M, Roth G, Buchheim A (Hrsg). Psychoanalyse Neurobiologie Trauma. Stuttgart, New York: Schattauer; 3–18.

19 Magistretti PJ, Ansermet F (2008). Neuronal plasticity: a new pa-radigm for resilience. Schweiz Arch Neurol Psychiatrie; 159(8): 475–79.

20 Maguire EA, Frackowiak RS, Frith CD (1997). Recalling routes around London: activation of the right hippocampus in taxi driv-ers. J Neurosci; 17: 7103–10.

21 Maguire EA, Gadian DG, Johnsrude IS, Good CD, Ashburner J, Frackowiak RS, Frith CD (2000). Navigation-related structural change in the hippocampi of taxi drivers. Proc Natl Acad Sci USA; 97: 4398–403.

22 Mellet E, Tzourio-Mazoyer N, Bricogne S, Mazoyer B, Kosslyn SM, Denis M (2000). Functional anatomy of high-resolution visual mental imagery. J Cogn Neurosci; 12: 98–109.

23 Milner B, Squire LR, Kandel ER (1998). Cognitive neuroscience and the study of memory. Neuron; 20: 445–68.

24 Osten M (2004). Das geraubte Gedächtnis. Digitale Systeme und die Zerstörung der Erinnerungskultur. Frankfurt a. M., Leipzig: Insel.

25 Pascual-Leone A, Nguyet D, Cohen LG, Brasil-Neto JP, Cammarota A, Hallett M (1995). Modulation of muscle responses evoked by transcranial magnetic stimulation during the acquisition of new fine motor skills. J Neurophysiol; 74: 1037–45.

26 Pascual-Leone A, Amedi A, Fregni F, Merabet LB (2005). The plastic human brain cortex. Annu Rev Neurosci; 28: 377–401.

27 Platon (2006). Symposion. Ins Deutsche übs. v. Paulsen T., Rehn R. Stuttgart: Philipp Reclam.

28 Popper KR, Eccles JC (1990). Dialog V. In: Popper KR, Eccles JC. Das Ich und sein Gehirn. 9. Aufl. München: Piper; 558–73.

29 Rüegg JC (1993) Logik des Lebens: Neue Wege der Physiologie – vom Molekül zur Integration. B.I.F. Futura; 8(4): 12–14.

30 Rüegg JC (1995). Molekularphysiologie und Medizin. In: Bauer A (Hrsg). Theorie der Medizin. Dialoge zwischen Grundlagenfächern und Klinik. Heidelberg, Leipzig: Johann Ambrosius Barth Verlag; 102–11.

31 Rüegg JC (2007). Gehirn, Psyche und Körper. Neurobiologie von Psychosomatik und Psychotherapie. 4. Aufl. Stuttgart, New York: Schattauer.

32 Schiller D, Monfils MH, Raio CM, Johnson DC, Ledoux JE, Phelps EA (2010). Preventing the return of fear in humans using reconsolidation update mechanisms. Nature; 463: 49–53.

33 Schwartz JM, Begley S (2003). The Mind and the Brain. Neuroplasticity and the power of mental force. New York: Regan Books, Harper Collins Publishers.

34 Schwartz JM, Stoessel PW, Baxter LR Jr, Martin KM, Phelps ME (1996). Systematic changes in cerebral glucose metabolic rate after successful behavior modification treatment of obsessive-compulsive disorder. Arch Gen Psychiatry; 53: 109–13.

35 Singer W (2000). Wahrnehmen, Erinnern, Vergessen. Eröffnungs-vortrag des 43. Deutschen Historikertages. FAZ, Nr. 226 (28.09.2000).

36 Singer W, Ricard M (2008). Hirnforschung und Meditation. Ein Dialog. Frankfurt a. M.: Suhrkamp.

37 Tomasello M (2002). Die kulturelle Entwicklung des menschli-chen Denkens. Zur Evolution der Kognition. Frankfurt a. M.: Suhrkamp.

38 Tronel S, Milekic MH, Alberini CM (2005). Linking new infor-mation to a reactivated memory requires consolidation and not reconsolidation mechanisms. PLoS Biol; 3(9): e293.

39 Woollett K, Spiers HJ, Maguire EA (2009). Talent in the taxi: a model system for exploring expertise. Philos Trans R Soc Lond B Biol Sci; 364: 1407–16.

40 Yang G, Pan F, Gan WB (2009). Stably maintained dendritic spines are associated with lifelong memories. Nature; 462: 920–4.

3 Emotion und Bewegung

Gefühle ausdrücken und verstehen

Gehirn und Geist eines Menschen können nur über Bewegungen auf die Umwelt einwirken und sich mit ihr auseinandersetzen; nur über Bewegungen können wir Gefühle und Emotionen unseren Mitmenschen mitteilen – gewollt oder ungewollt. Und dafür brauchen wir unsere Muskeln.[1] Das gilt für die einfachsten Handbewegungen ebenso wie für die Übermittlung der subtilsten Gedanken und Empfindungen, durch Sprechen und Schreiben, durch Gestik und Mimik. Selbst an der Schamröte sind Muskeln beteiligt – glatte Gefäßmuskeln, deren Aktivität die Weite der Blutgefäße und damit die Durchblutung des Gesichts regelt. Ist hingegen das Muskelspiel im Gesicht beeinträchtigt (wie bei der Parkinson-Krankheit), wirkt das Antlitz maskenhaft. Man spricht von Hypomimie. Bei Gesunden verändern über 40 Gesichtsmuskeln ihre Aktivität und damit die Mimik in charakteristischer Weise bei so verschiedenen Emotionen – „Gemütsbewegungen" – wie Wut, Traurigkeit, Furcht, Überraschung, Ekel, Verachtung und Glück, aber auch bei Schmerz (7, 18). Kurz: Emotionen sind uns ins Gesicht geschrieben.

---

[1] Im Prinzip könnte man allerdings mithilfe eines „Brain-Computer Interface" (BCI) auch ohne Muskelkraft die bei einem bestimmten Willensakt auftretende elektrische Hirnaktivität (Elektroenzephalogramm, EEG) an einen Computer übermitteln, der dann die Gehirnsignale in technische Steuerungssignale umwandelt, um so – beispielsweise – einen Cursor zu bewegen.

▶ Einer der ersten wissenschaftlichen Emotionsforscher war Charles Darwin (1809–1882). Er postulierte – aufgrund der Berichte von Freunden und Missionaren aus allen Teilen der Welt –, der Gesichtsausdruck menschlicher Emotionen sei universal. Und er versuche, bis ins Detail aufzuzeigen, dass überall auf der Welt alle wichtigen menschlichen Emotionen auf die fast gleiche Weise zum Ausdruck gebracht werden, sagte er (5). Auf der ganzen Welt erkennen die meisten Menschen Emotionen intuitiv am Gesichtsausdruck: Der Glückliche lächelt, und der vor Angst und Schrecken Erstarrte hat weit aufgerissene Augen. Darwin glaubte, die verschiedenen Völker und Kulturen würden Emotionen prinzipiell auf dieselbe Weise im Gesichtsausdruck widerspiegeln, da sie alle von gemeinsamen urmenschlichen Vorfahren abstammen würden, die noch vor der Auftrennung der Menschheit in einzelne Rassen unsere Erde bevölkerten. Gefühle und deren Ausdruck durch Gestik und Mimik gehörten zum biologischen Erbe der Menschheit, sie seien angeboren, meinte Darwin, und er war damit seiner Zeit voraus. Darwins Theorie (4, 5) hat sich bewahrheitet.

Dass ein Gefühlsausdruck zum größten Teil angeboren ist und nicht erst durch „Abgucken" erlernt werden muss, zeigte eine aktuelle Studie (24). Die Forscher hatten die Mimik von sehenden sowie von Geburt an blinden Athleten bei den Olympischen und Paraolympischen Spielen des Jahres 2004 anhand von über 4 000 Fotografien analysiert. Sie fanden, dass der ins Gesicht geschriebene Ausdruck von so verschiedenen Gefühlen wie Siegerstolz und Enttäuschung bei den Sportlern aller Nationen fast identisch war. Ob sehend oder blind: Alle Athleten auf dem „Siegertreppchen" zeigten ein glückliches, natürliches Lächeln. Die im Wettkampf Unterlegenen hingegen lächelten zwar freundlich; aber das Lächeln wirkte „aufgesetzt", künstlich, gewollt. Sie konnten ihre Enttäuschung nicht verbergen.

Die verschiedenen Arten des Lächelns hatten schon früh das Interesse von Verhaltensforschern gefunden, so auch von Guillaume Duchenne (1806–1875). Eines Tages untersuchte der berühmte französische Neurologe einen Patienten, der höflich lächelte. Er verzog die Mundwinkel nach oben, sah dabei aber überhaupt nicht glücklich aus. Daraufhin erzählte ihm der Arzt einen lustigen Witz, und dies brachte den Mann zum Lachen. Auch seine Augen lächelten, sein Gesicht wirkte fröhlich. Was aber bewirkte den Unterschied in der Mimik, wollte Duchenne nun wissen und entdeckte, dass sich beim genuinen Lächeln eben nicht nur (wie beim absichtlichen Lächeln) der rechte und linke Jochbeinmuskel (M. zygomaticus major) anspannten, die beide Mundwinkel nach oben bewegen. Nein, es verkürzten sich auch beidseits die unteren Partien des Ringmuskels um die Augen (M. orbicularis oculi). Dadurch verengen sich die Lider, so dass feine Lachfältchen und auch die Wangen nach oben gezogen werden (7). Fehlen die Lachfältchen, so finden fast alle Menschen das Lächeln unnatürlich, steif – vielleicht aber auch geheimnisvoll, wie das Lächeln der Gioconda auf dem berühmten Gemälde Leonardo da Vincis.

Die Jochbeinmuskeln können sowohl willkürlich als auch unwillkürlich (wie beim genuinen Lächeln) aktiviert werden. Hingegen können wir die Ringmuskeln um die Augen willentlich nicht anspannen. Infolgedessen wirkt die Mimik stets etwas steif, wenn man etwa beim Blick in die Kamera von Fotografen aufgefordert wird, „bitte recht freundlich" zu lächeln. Das echte Lächeln („Duchenne-Lächeln") kann eben nicht erzwungen werden; es entsteht bei Lebensfreude und Glücksempfinden, ohne Zutun des Willens, aufgrund einer Aktivierung eines Teils des limbischen Systems – genauer gesagt: einer Region im vorderen Teil der an der Innenseite einer Hirnhemisphäre gelegenen Gürtelwindung (Gyrus cinguli anterior) (3). Das natürliche Lächeln geht zudem mit einer stärker links- als rechtsseitigen bioelektrischen Aktivität des Stirnhirns einher, von der man annimmt, dass sie mit der Erzeugung von Glücksempfinden im Zusammenhang steht (10).

Unlängst untersuchte die an der Universität Tübingen tätige Psychologin Barbara Wild mit ihren Mitarbeitern die neurobiologischen Grundlagen von Lächeln und Humor mit der funktionellen Magnetresonanztomographie (26). Sie filmten dabei mit einer speziellen Videokamera die mimischen Reaktionen ihrer Versuchspersonen, während diese witzige Cartoons ansahen. Wenn die Probanden Humor hatten und einen Witz lustig fanden, dann „leuchtete" das linke Stirnhirn im Hirnscanner auf, während im rechten die Aktivität reduziert war. Das war aber nicht der Fall, wenn die Probanden lediglich gezwungen grinsten, weil sie nur so taten, als verstünden sie den Witz, oder weil der Cartoon überhaupt nicht witzig war.

Lachen ist ansteckend. Wenn wir mit einem Lächeln begrüßt werden, lächeln wir gewöhnlich unwillkürlich zurück. Aber nicht nur der Anblick eines lächelnden Gesichts, selbst ein entsprechendes Foto kann eine emotionale Reaktion auslösen: Wie Ulf Dimberg vom Psychologie-Department der Universität Uppsala herausfand, spannten sich die Ringmuskeln um die Augen bei Versuchspersonen unbewusst etwas an, wenn ihnen Porträts mit einem glücklichen Antlitz gezeigt wurden (6). Sie setzten unwillkürlich zu einem Lächeln an, selbst wenn die Kopfbilder nur 30 Millisekunden lang eingeblendet wurden – viel zu kurz, um überhaupt bewusst wahrgenommen zu werden. Die Ursache dieses Phänomens liegt vermutlich in der raschen Aktivierung so genannter Spiegelneuronen (11). Diese Nervenzellen können anscheinend auf das Mienenspiel einer anderen Person (oder ihres Porträts) unmittelbar reagieren und dieses quasi spiegeln, indem sie die gleiche Mimik inszenieren. Spiegelneuronen könnten damit – so der an der

Universität Parma tätige Neurowissenschaftler Giacomo Rizzolatti – auch dazu beitragen, die Emotionen anderer Menschen empathisch nachzuvollziehen. Tatsächlich ließ sich tief im Gehirn, im so genannten Inselkortex, eine Region identifizieren, die nicht nur aktiviert wird, wenn ein Mensch selbst eine bestimmte emotionale Erfahrung macht, sondern auch dann, wenn er jemanden beobachtet, dem das Gleiche widerfährt (19).

▶ Lachen ist die beste Medizin, sagt der Volksmund; es sei heilsam, entspannt und mache glücklich, sagt Eckart von Hirschhausen (14). Dank des so genannten Gesichtsfeed-back-Mechanismus entsteht ein (leichtes) Glücksempfinden selbst dann, wenn wir ein Lächeln willentlich aufsetzen. Auch dabei werden nämlich im Gehirn Areale aktiviert, die mit Glücksempfinden assoziiert sind (9). Sobald man einen bestimmten Gesichtsausdruck annimmt, stellen sich offenbar auch die damit zum Ausdruck gebrachten Gefühle ein. Aufschlussreich sind diesbezüglich insbesondere die Studien des amerikanischen Emotionsforschers Paul Ekman (8). Er hatte Versuchspersonen beigebracht, verschiedene Gesichtsmuskeln in ganz bestimmter Weise zu bewegen, um Grimassen zu schneiden. Die Versuchsteilnehmer ahnten nicht, dass sie damit auf ihrem Gesicht den Ausdruck für bestimmte Gefühle produzierten, z. B. Freude, Trauer oder Wut. Und dennoch empfanden sie diese Gefühle (vgl. 3). Dass eine willentlich aufgesetzte Mimik Affekte hervorruft, wussten gute Schauspieler und Dichter freilich schon lange – auch William Shakespeare. In dessen Drama „Henry V" (dt.: „König Heinrich der Fünfte") motiviert der Titelheld die verzagten Männer seines Heeres zu mehr Mut und Wut, in dem er sie ermahnt, wütend und „Furcht erregend wie ein Tiger" dreinzublicken (22). In neuerer Zeit hat wohl kein anderer Emotionsforscher die Bedeutung der Verkörperung eines Gefühls für die Befindlichkeit prägnanter zur Sprache gebracht als Antonio Damasio (3, S. 205):

„Das Wesen von Traurigkeit oder Fröhlichkeit ist die kombinierte Wahrnehmung bestimmter Körperzustände und der mit ihnen in Juxtaposition befindlichen Gedanken (...), ergänzt durch eine Veränderung des Denkprozesses."

Mit „Körperzuständen" meinte Damasio freilich nicht nur die Mimik, sondern auch Gestik, Körperhaltung und nicht zuletzt emotional ausgelöste vegetative Reaktionen des Körpers wie Herzklopfen und Schwitzen. So halten wir fest, dass die mit Emotionen verbundenen Reaktionen des Körpers zwar einerseits die Folge von Gefühlen wie Traurigkeit, Furcht, Wut oder Freude sind, andererseits aber wiederum auf Gehirn und Psyche zurückwirken. Durch solche Rückkopplungen im psychosomatischen Beziehungsgeflecht verstärken sich Emotionen erheblich: Die emotional ausgelösten Körperzustände „bewegen uns". Wir sind „bewegt", wie man in solchen Fällen sagt (und wie schon das Wort E-Motion andeutet). Damit wird nun auch vorstellbar, warum z. B. in einem angespannten Zustand allein schon die Normalisierung der emotional erhöhten Herzfrequenz (etwa durch Autogenes Training oder Funktionelle Entspannung) und die Beruhigung der Atmung hilfreich sein kann – gerade im Rahmen einer körperbezogenen Psychotherapie (25). Der Münchener Psychotherapeut Christian Gottwald erinnert daran, dass „analoge Zusammenhänge zwischen körperlichen Reaktionen und Gefühlen oder Vorstellungen" von Körperpsychotherapeuten schon lange genutzt werden. So könne beispielsweise über Gesten oder Veränderungen von Spannungsmustern der Muskulatur, aber auch über Veränderungen des Atems und des Stimmausdrucks die emotionale Befindlichkeit absichtlich verändert werden (12).

Wie soll man sich nun die Beeinflussung der Stimmung durch den emotionalen Körperzustand vorstellen? Bekanntlich wird unser Gehirn selbst bei geschlossenen Augen ständig über Körperzustände informiert, beispielsweise über Bewegung und Position der Gliedmaßen und über die Anspannung und Dehnung der Rücken- und Nackenmuskeln, die an der Körperhaltung beteiligt sind. Und dies beeinflusst auch unsere Gefühle. Spezielle Sensoren in den Muskeln, Sehnen und Gelenken, so genannte Propriozeptoren, senden nämlich Nachrichten über den Zustand des Bewegungsapparates durch „Zubringernerven" des Rückenmarks zum Hirnstamm und schließlich via Zwischenhirn zum sensomotorischen Kortex im Gyrus praecentralis und Gyrus postcentralis. Daraufhin werden sie mit anderen Informationen abgeglichen und dann gespeichert, und zwar im sensomotorischen Gedächtnis, einem Teil des Körpergedächtnisses (25). In diesem wird eine Gedächtnisspur, ein Engramm, für den Körperzustand hinterlegt, der auch mit bestimmten Gefühlen, Emotionen und Vorstellungen assoziiert sein kann. Dies ist ja jedem Menschen bekannt. Bei Scham oder Trauer z.B. steht man gebeugt und mit hängendem Kopf da; erhobenen Hauptes und aufrecht sind wir dagegen bei Stolz und Glück.

Solche Gefühle können sich auch von selbst einstellen, wenn wir die entsprechende Körperhaltung einnehmen oder wenn wir uns daran erinnern. Die Erinnerung an einen Moment des Stolzes, ein freudiges Ereignis oder eine glückliche Entscheidung – all dies ist offenbar gekoppelt mit der (unbewussten) Erinnerung an den für die Empfindung von Glück typischen Körperzustand. Emotional bedingte und im Körpergedächtnis gespeicherte somatische Zustände kennzeichnen geradezu unsere Vorstellungen von Glück und anderen Emotionen und markieren sie gewissermaßen mit dem Etikett „emotional". Damasio spricht von „somatischen Markern" (3). Durch die somatische Markierung bekommen Vorstellungen und Erinnerungen ihre emotionale Färbung. Dabei werden übrigens auch die oben erwähnten sensomotorischen Gehirnareale reaktiviert, so *als ob* die im Gehirn repräsentierte emotionale Reaktion gerade nochmals „live" stattfände. Deshalb sind wir normalerweise auch ein wenig traurig, wenn wir uns an vergangenes Unglück erinnern, während der präfrontale Kortex rechtsseitig etwas stärker aktiviert wird als auf der linken Seite (20). Hingegen fühlen wir uns glücklich und lächeln vielleicht sogar unwillkürlich, wenn wir an einen freudigen Moment oder eine glückliche Entscheidung zurückdenken (wobei nun die Aktivität im präfrontalen Kortex etwas „linkslastiger" wird). Freilich kann man bei Entscheidungen auch ein „ungutes Gefühl im Bauch" haben, so dass „einem fast schlecht wird", wenn man daran denkt – das wissen wir alle.

▶ Bauchgefühle können Entscheidungen unbewusst sehr beeinflussen, auch wenn man meint, die Entscheidung ganz rational und bewusst getroffen zu haben, sagt Damasio. Er vertritt dezidiert die Auffassung, dass persönliche Entscheidungen – unser Wille – meistens auch durch Emotionen bzw. durch die schon erwähnten somatischen Marker (Bauchgefühle) von Körperzuständen (mit-)bedingt sind, die – unbewusst – in den neuronalen Netzwerken des Körpergedächtnisses repräsentiert sind (3), insbesondere in der Inselrinde (2). Wenn dem so ist: Wie „frei" sind wir dann in all unseren Entscheidungen?
Emotionen wie Wut, Angst oder Freude „überkommen" einen. Wenn ein Zorniger die Beherrschung verliert und ihm im Affekt „die Hand ausrutscht", so kann er – angeblich – nicht anders. Verhält es sich aber etwa anders bei Besonnenen, die sich bei ihrem Handeln und Entscheiden „frei denken" (um mit Kant zu sprechen)? Oder ist auch bei ihnen jegliches Handeln und Entscheiden im Grunde genommen unbewusst vorprogrammiert? Sekunden, bevor es bewusst wird?

Manche Entscheidungen, die wir bewusst treffen, werden durch unbewusst ablaufende Vorgänge im Gehirn vorbereitet, sozusagen gebahnt. Dies haben unlängst Studien mit bildgebenden Verfahren am Max-Planck-Institut für Kognitions- und Neurowissenschaften in Leipzig gezeigt (23). Die Leipziger Kognitionsforscher setzten ihre Versuchspersonen in die Röhre eines Kernspintomographen, um ihre Hirnaktivität mithilfe der funktionellen Kernresonanz zu scannen. Die Probanden sollten sich zu einem beliebigen Zeitpunkt entscheiden, entweder die linke *oder* die rechte Hand zu bewegen. Danach mussten sie angeben, wann genau sie sich ihrer Absicht bewusst wurden, mit der einen oder der anderen Hand auf die Taste eines Keyboards zu drücken. Die Überraschung: Schon 6 bis 10 Sekunden vor dem Gewahrwerden der Intention zeigten sich im Stirnhirn und Scheitellappen charakteristische Veränderungen im neuronalen Aktivierungsmuster. Und noch etwas: Diese Veränderungen im Gehirn erlaubten eine Voraussage, ob die Versuchsperson – 10 Sekunden später – willentlich die rechte oder die linke Hand bewegen würde. Diese Prognose erfolgte freilich nicht mit absoluter Sicherheit, sondern – ähnlich wie bei einer langfristigen Wetterprognose – „nur" mit einer Wahrscheinlichkeit von etwa 55 bis 60 %. Damit lag aber die Trefferquote immer noch deutlich über der Zufallswahrscheinlichkeit von 50 %, und dies bedeutet vermutlich, dass im Unbewussten schon Sekunden vor einer Entscheidung eine Tendenz besteht, diese Entscheidung herbeizuführen – zumindest in den Experimenten der Leipziger Kognitionsforscher.

Bewahrheiten sich also die berühmten Experimente und Ideen Benjamin Libets zur Frage des „freien Willens"? Schon in den 80er Jahren zeigte er in sinnreichen Experimenten, dass eine mit einer willentlichen Entscheidung assoziierte Gehirnaktivität entdeckt werden kann, bevor man sich überhaupt bewusst ist, eine Entscheidung getroffen zu haben (17). Seine Versuchsteilnehmer mussten feststellen, wann sie den Impuls zu einer spontanen Bewegung eines Fingers verspürten – eine schwierige Aufgabe, weil sie sich im Moment ihrer Absicht die Position eines leuchtenden Punktes auf dem Bildschirm eines Computers merken mussten, der sich wie der Sekundenzeiger einer Uhr im Kreise bewegte, nur ungefähr 100-mal schneller. Anscheinend waren sich die Probanden ihrer Absicht eine Fünftelsekunde vor Beginn einer Bewegung bewusst. Das war freilich nicht überraschend; erstaunlich war jedoch der Befund, dass der Zeitpunkt des Bewusstwerdens des Willensaktes erst etwa eine halbe Sekunde *nach* dem Beginn des – schon 1965 von Kornhuber und Deecke (15) entdeckten – Bereitschaftspotenzials eintrat, einer elektrischen Potenzialschwankung, die auf der Kopfhaut über dem Stirnhirn registriert werden kann.

Wird also die Entscheidung zum Willensakt unbewusst – gewissermaßen „aus dem Bauch heraus" – getroffen, auch wenn man meint, selbst frei entschieden zu haben? Oder treffen unbewusste Vorgänge die „motivierenden" Vorbereitungen einer Handlung, die dann aber erst durch den (bewussten) Willensakt – gewissermaßen in letzter Sekunde – vom Zensor Ich „erlaubt" bzw. in Gang gesetzt wird? Behalten wir die Kontrolle über unsere Handlungen?

Der Züricher Hirnforscher Konrad Akert ist in einer berühmt gewordenen Rektoratsrede auf dieses Problem eingegangen (1). Er bemerkte, „dass die ‚unbewusste' Anfangsphase des Bereitschaftspotenzials sehr wohl mit den neuronalen Prozessen der Motivation zu tun hat, welche für die Willensbildung je nach Umständen von entscheidender Bedeutung sein können". Die Kausalitätsbeziehung zwischen besagter Hirntätigkeit und Wille sei jedenfalls eine noch offene Frage, betonte er, und er hatte recht.

Die Münchener Psychologen Patrick Haggard und Martin Eimer (13) erkannten nämlich, dass das Bereitschaftspotenzial gar nicht die eigentliche Ursache für das Bewusstwerden einer Entscheidung sein kann, also etwa der Absicht, einen Finger der linken *oder* der rechten Hand zu krümmen. Ursache sei vermutlich ein anderes Hirnpotenzial (bzw. die damit verbundenen neuronalen Prozesse), das mit der bewussten Wahrnehmung der Absicht beinahe koinzidiere. Es handelt sich um das so genannte lateralisierte Bereitschaftspotenzial, Hirnströme, die in den Versuchen von Haggard und Eimer wenige Zehntelsekunden vor einer bewussten Wahrnehmung der Intention einer Fingerbewegung registriert werden konnten.

Weiterführende erhellende Untersuchungen mit bildgebenden Verfahren verdanken wir dem britischen Hirnforscher Hawkan Lau und seinen Kollegen vom University College in London (16). Wenn die Versuchsteilnehmer im Kernspintomographen ihre ganze Aufmerksamkeit introspektiv konzentriert auf den Moment der Intention richteten, in dem sie den Impuls, den inneren „Drang" verspürten, einen Finger zu krümmen, dann veränderte sich in diesem Augenblick die Hirnaktivität in einer charakteristischen Weise. Sie verstärkte sich ausgerechnet in einem Rindenfeld, von dem man annimmt, an der aktuellen Planung eines intendierten Bewegungsablaufs beteiligt zu sein. Besagter Hirnbezirk liegt an der (medialen) Innenseite einer Hirnhemisphäre, in direkter Nachbarschaft zum motorischen Kortex und heißt in der Fachsprache „präsupplementärmotorischer Kortex" bzw. (englisch abgekürzt) „Pre-SMA".

Laus Forschungsergebnisse erregten großes Aufsehen, zumal sich eine Aktivierung des Pre-SMA nicht feststellen ließ, wenn die Probanden kaum auf die Intention einer Fingerbewegung achteten, sondern stattdessen auf die Auslösung der Bewegung. Die englischen Neurobiologen hätten durch ihre Forschungsarbeit herausgefunden, dass die neuronale Aktivität im Pre-SMA der zerebralen Repräsentation einer Intention entspreche, hieß es in der Laudatio anlässlich der Verleihung des renommierten William-James-Preises an Lau und seine Kollegen. Und: Die preisgekrönte Forschungsarbeit lege nahe, dass die Aufmerksamkeitsfokussierung auf die Intention einer Handlung auch deren bewusste (willentliche) Kontrolle ermöglichen könne.

Diese Schlussfolgerungen könnten möglicherweise auch von Bedeutung für die Psychotherapie der Zwangsstörung sein. Es stellt sich nämlich die Frage, ob Achtsamkeit und Aufmerksamkeit auf die Intention bzw. den inneren Handlungsdrang nicht manchen Menschen mit Zwangsstörungen helfen könnten, ihre Zwänge etwas besser unter Kontrolle zu bringen. Genau dies wird ja mit einer auf Achtsamkeitsmeditation basierenden Kognitiven Verhaltenstherapie angestrebt. So könne ein Patient mit Waschzwang dank dieser Therapie lernen, sich innerlich von seinen Zwängen zu distanzieren, indem er gelassen auf die sich immer wieder aufdrängenden Impulse achte, *ohne darauf zu reagieren* – als ob sie ihn nichts angingen –, sagt der kalifornische Psychiater Jeffrey Schwartz, ein praktizierender Buddhist (21).

Sicher ist: Trotz oder vielleicht auch gerade wegen der aktuellen Erkenntnisse neurowissenschaftlicher Forschung ist kaum anzunehmen, dass das für die ethischen Belange der Menschheit so wichtige Konzept des „freien Willens" bald aufgegeben wird. Wir meinen, die Kontrolle über unser Handeln zu haben und „etwas bewegen zu können", auch im übertragenen Sinne – zumindest wenn unser Verhalten eher rational als emotional bestimmt ist.

Wie sehr unser Verhalten durch Emotionen, etwa durch Angst, bestimmt wird, ist weitgehend durch das Temperament festgelegt, aber auch durch frühkindliche Erfahrungen, in erster Linie durch Beziehungserfahrungen, wie wir im nächsten Kapitel sehen werden.

Literatur

1 Akert K (1986). Rede des Rektors: Gedanken über die psychische Energie. In: Jahresbericht der Universität Zürich 1986/87; 3–14.

2 Craig AD (2003). Interoception: the sense of the physiological condition of the body. Curr Opin Neurobiol; 13(4): 500–5.

3 Damasio A (2002). Descartes' Irrtum. Fühlen, Denken und das menschliche Gehirn. 6. Aufl. München: dtv.

4 Darwin C (1872). Der Ausdruck der Gemütsbewegungen bei den Menschen und Thieren. Stuttgart: Schweizerbarth Verlag.

5 Darwin C (1872). The Expression of Emotions in Man and Animals. London: John Murray (Nachdruck: Stilwell: Digireads.com Publishing 2005).

6 Dimberg U, Thunberg M, Elmehed K (2000). Unconscious facial reactions to emotional facial expressions. Psycholol Sci; 11: 86–9.

7 Duchenne G-B (1990). The Mechanism of Human Facial Expression (Studies in Emotion and Social Interaction). Cambridge: Cambridge University Press.

8 Ekman P (1992). Facial expressions of emotions: New findings, new questions. Psychol Sci; 3: 34–8.

9 Ekman P, Davidson R (1993). Voluntary smiling changes regional brain activity. Psychol Sci; 4: 342–45.

10 Ekman P, Davidson RJ, Friesen WV (1990). The Duchenne smile: emotional expression and brain physiology II. J Pers Soc Psychol; 58: 342–53.

11 Gallese V, Buccino G (2010). Wir und die anderen. Von den Spiegelneuronen zum Mitgefühl. In: Spitzer M, Bertram W (Hrsg). Hirnforschung für Neu(ro)gierige. Braintertainment 2.0. Stuttgart, New York: Schattauer; 43–59.

12 Gottwald C (2006). Neurobiologische Perspektiven zur Körperpsychotherapie. In: Marlock G, Weiss H (Hrsg). Handbuch der Körperpsychotherapie. Stuttgart, New York: Schattauer; 119–37.

13 Haggard P, Eimer M (1999). On the relation between brain potentials and the awareness of voluntary movements. Exp Brain Res; 126: 128–13.

14 Hirschhausen E v (2008). Die Leber wächst mit ihren Aufgaben. Kurioses aus der Medizin. 29. Aufl. Reinbek bei Hamburg: Rowohlt (Audio-CD. Frankfurt a. M.: Eichborn).

15 Kornhuber HH, Deecke L (1965). Hirnpotentialänderungen bei Willkürbewegungen und passiven Bewegungen des Menschen: Bereitschaftspotential und reafferente Potentiale. Pflügers Arch ges Physiol; 284: 1–17.

16 Lau HC, Rogers RD, Haggard P, Passingham RE (2004). Attention to intention. Science; 303: 1208–10.

17 Libet B (1985). Unconscious cerebral initiative and the role of conscious will in voluntary action. Behav Brain Sci; 8: 529–66.

18 Lints-Martindale AC, Hadjistavropoulos T, Barber B, Gibson SJ (2007). A psychophysical investigation of the facial action coding system as an index of pain variability among older adults with and without Alzheimer's disease. Pain Med; 8: 678–89.

19 Rizzolatti G, Fabbri-Destro M (2008). The mirror system and its role in social cognition. Curr Opin Neurobiol; 18(2): 179–84.

20 Rosenkranz MA, Jackson DC, Dalton KM, Dolski I, Ryff CD, Singer BH, Muller D, Kalin NH, Davidson RJ (2003). Affective style and in vivo immune response: neurobehavioral mechanisms. Proc Natl Acad Sci USA; 100: 11148–52.

21 Schwartz JM, Begley S (2003). The Mind and the Brain. Neuroplasticity and the power of mental force. New York: Regan Books, Harper Collins Publishers.

22 Shakespeare W (1943). König Heinrich der Fünfte. In: Shakespeares dramatische Werke, übers. v. Schlegel AW v, Tieck L. Bd. 2. Basel: Birkhäuser.

23 Soon CS, Brass M, Heinze HJ, Haynes JD (2008). Unconscious determinants of free decisions in the human brain. Nature Neurosci; 11: 543–5.

24 Tracy JL, Matsumoto D (2008). The spontaneous expression of pride and shame: evidence for biologically innate nonverbal displays. Proc Natl Acad Sci USA; 105: 11655–60.

25 Uexküll T v, Fuchs M, Müller-Braunschweig H, Johnen R (Hrsg) (1997). Subjektive Anatomie: Theorie und Praxis körperbezogener Psychotherapie. 2. Aufl. Stuttgart, New York: Schattauer.

26 Wild B, Rodden FA, Rapp A, Erb M, Grodd W, Ruch W (2006). Humor and smiling: cortical regions selective for cognitive, affective, and volitional components. Neurology; 66: 887–93.

4 Psychosomatik und Epigenetik

Frühkindliche Erfahrungen beeinflussen die Gesundheit

Gene oder Umwelt – angeboren oder erworben? Zweifellos spielen bei der Entstehung psychosomatisch mitbedingter gesundheitlicher Einschränkungen biologische Faktoren – vor allem veränderte Gene – eine wichtige Rolle. Doch ebenso bedeutsam sind erlittener Stress und frühkindliche Erfahrungen. Eine belastete Kindheit kann nicht nur das seelische Wohl eines Menschen lebenslang schädigen, sondern auch die körperliche Gesundheit, sagt der amerikanische Psychologe und Neurowissenschaftler Seth Pollak. Er hatte herausgefunden, dass Jugendliche, die in ihrer Kindheit misshandelt worden waren, ein beeinträchtigtes Immunsystem hatten. Und dies war auch bei adoptierten Kindern der Fall, die ihre frühe Kindheit – vernachlässigt und ohne adäquate Betreuung – in rumänischen oder russischen Waisenhäusern verbracht hatten (30). Tatsächlich können Missbrauch, schwere Vernachlässigungen und andere Kindheitstraumen krank machen, indem sie das Immunsystem schädigen und die Anfälligkeit für Autoimmunerkrankungen (wie z. B. Diabetes) erhöhen (7) – aber auch dadurch, dass sie die Stessresistenz der Traumatisierten mindern (13, 14). Damit erhöht sich nämlich ihr Risiko, später im Leben an – stressbedingten – Depressionen zu erkranken (4, 5, 15, 22) oder einen Suizid zu begehen (6).[1] Dabei kann sich sogar ihr Gehirn verändern, v.a. der Hippocampus, jene Hirnregion, die u.a. für das Speichern autobiographischer Erinnerungen zuständig ist (3).

▶ Um es auf den Punkt zu bringen: Die traumatischen Erfahrungen, die misshandelte Kinder machen, „gehen unter die Haut", sie hinterlassen psychobiologische Narben – lebenslang. Diese können sogar im Genom von Gehirnzellen „eingebrannt" sein, sie verändern bestimmte Gene – „epigenetisch", meint der Biopsychologe Michael Meaney (21)[2]. Er hatte zusammen mit seinen Kollegen von der McGill University in Montreal nachgewiesen, dass frühkindliche traumatische Erfahrungen tiefe Spuren im Erbgut hinterlassen. Seine Versuchspersonen lebten allerdings nicht mehr. Es handelte sich nämlich um zwölf Suizidopfer, alle etwa Mitte 30, die als Kind sexuell missbraucht, immer wieder geschlagen oder auf eine andere Weise traumatisiert worden waren. Die Forscher hatten aus dem Gehirn der Verstorbenen bei der Autopsie den Hippocampus herausgeschnitten. Dann isolierten sie aus dem Hirngewebe das Gen NR3C1, von dem man vermutet, es schütze vor Stress und Depressionen. Die Überraschung: An Teilen seiner DNA waren häufig Methylgruppen angelagert, jedenfalls das Vielfache dessen, was im entsprechenden Gen der

---

[1] Felitti et al. (8) erinnern daran, dass „die Beziehung zwischen frühen Kindheitserfahrungen und späteren emotionalen und häufig auch körperlichen Einschränkungen" auch das wichtigste Konzept innerhalb der freudianischen Theorie ist.

[2] Eine andere, kürzere Fassung meiner Ausführungen zu Michael Meaneys Studien erschien in der „Frankfurter Rundschau" vom 1. Oktober 2009 (S. 26f) unter dem Titel „Unter die Haut gebrannt. Misshandlungen, sexueller Missbrauch oder Vernachlässigung in der Kindheit hinterlassen tiefe Spuren im Erbgut".

nicht-traumatisierten Verstorbenen gefunden wurde. Durch die chemische Veränderung – die Methylierung – wurde die Aktivität des Anti-Stress-Gens beträchtlich eingeschränkt. Jedenfalls konnte die in diesem Gen kodierte genetische Information weniger gut abgelesen werden als in den Kontrollen. Darin sahen die Forscher einen Hinweis, dass die neuronale „Stressbremse" gewissermaßen lahmgelegt worden war. War das vielleicht eine (Mit-)Ursache dafür, dass sich diese Menschen das Leben genommen hatten? Offenbar nicht. Denn zwölf weitere, etwa gleich alte Suizidopfer wiesen im Methylierungsmuster des entsprechenden Gens keine Veränderungen auf – vermutlich, weil sie in ihrer Kindheit niemals misshandelt oder in anderer Weise traumatisiert worden waren. Die Schlussfolgerung: Es ist nicht etwa der mit dem Suizid verbundene Stress, sondern die frühkindliche Traumatisierung, die „unter die Haut geht" und im Genom der Betroffenen lebenslang die verhängnisvollen chemischen Spuren hinterlässt.

Durch die neuen Erkenntnisse ist deutlich geworden, dass die Frage „Gen oder Umwelt?" nicht einfach mit einem „Entweder-oder" beantwortet werden kann. Vielmehr geht es darum, *wie* Umweltfaktoren auf Gene einwirken, sie chemisch verändern und dabei ein- oder abschalten – eine Frage der Epigenetik. Damit bewahrheiten sich Erkenntnisse, die Meaney und seine Kollegen schon vor Jahren gewonnen hatten, allerdings durch Untersuchungen an Ratten. Die kanadischen Forscher konnten nämlich bereits 2004 nachweisen, dass bei den Jungen von Ratten, die von ihren Müttern vernachlässigt worden waren, das bereits erwähnte Anti-Stress-Gen viel stärker mit Methylgruppen beladen war als bei Rattenbabys aus dem gleichen Stamm, die nach der Geburt häufig geleckt und damit gut gepflegt und gehegt worden waren. Die Aktivität des Gens war somit stark reduziert, das Gen quasi abgeschaltet. Dementsprechend hatten die betroffenen Jungen nur eine geringe

Resistenz gegen Stress, und dazu waren sie auch noch überaus furchtsam (33).

Bei guter mütterlicher Pflege verloren Rattenbabys die – bei der Geburt noch vorhandene –„Methylhülle" um das Anti-Stress-Gen bereits in der ersten Lebenswoche. Dies war aber auch bei den vernachlässigten Jungen der Fall, wenn sie spätestens zwölf Stunden nach der Geburt ihren Müttern weggenommen, von einer fürsorglichen Ratte adoptiert und dann mindestens acht Tage lang gut bemuttert wurden. Solche Adoptionsexperimente ließen zwei Schlüsse zu:

- Nicht Vererbung, sondern die Qualität der Beziehung zwischen dem Kind und seiner Mutter (oder Ersatzmutter) beeinflusst die DNA-Methylierung und damit die Wirksamkeit des Gens.
- Die chemische Veränderung am Gen ist im Prinzip reversibel – zumindest im Tierversuch.

Und noch etwas: Sogar bei ausgewachsenen Ratten konnten die Methylgruppen wieder von der DNA abgehängt werden. Dazu war allerdings eine Art von Gen-Therapie mit dem Wirkstoff Trichostatin erforderlich. Die in die Hirnkammern injizierte Substanz bewirkte, dass das Anti-Stress-Gen einen Teil seiner Methylhülle verlor. Dadurch wurde es aktiviert, und die von ihm programmierten Proteine konnten im Hirn gebildet werden (34). Bestimmte Teile des Genoms sind offenbar lebenslang „plastisch", und deshalb können die verheerenden Effekte einer ungünstigen Mutter-Kind-Beziehung zumindest bei diesen Nagern auch noch später im Leben wieder rückgängig gemacht werden. Wenn nicht, dann werden die nach der Geburt schlecht behandelten weiblichen Ratten später ihre eigenen Jungen auch wieder inkompetent pflegen. Ängstlichkeit und mangelnde Stressresistenz können so epigenetisch – durch das Verhalten der Tiere – von einer Generation auf die nächste „vererbt" werden (28).

Warum die vom Anti-Stress-Gen programmierten Proteine die Stressresistenz erhöhen, ist unschwer zu verstehen. Es handelt sich nämlich um Eiweißkörper auf der Oberfläche von Nervenzellen des Gehirns, die Stresshormone wie Kortisol binden, ein so genanntes Glukokortikoid. Wenn nun bei Stress von der Nebennierenrinde zu viel Kortisol in die Blutbahn ausgeschüttet wird, so reagiert das Hormon mit den besagten Proteinen, seinen „Rezeptoren" im Gehirn, vor allem im Hippocampus. Letzterer hemmt daraufhin die Stressreaktion, und zwar dadurch, dass er im Hypothalamus die Freisetzung von Botenstoffen hemmt, die über die „Stressachse" in der Nebennierenrinde die Produktion von Kortisol ankurbeln (Abb. 4.1). Umgekehrt erhöht ein Mangel an Stresshormon-Rezeptoren des Gehirns die Anfälligkeit für Stress: Genetisch manipulierte Mäuse, die im Hippocampus nicht genügend Glukokortikoid-Rezeptoren haben, produzieren zu viel Stresshormone und sind besonders stressempfindlich, ja geradezu depressiv (25).

Bislang konnte allerdings noch nicht geklärt werden, welche biologischen Mechanismen bei häufigem Berühren und Lecken der Neugeborenen eine Demethylierung der DNA eines Anti-Stress-Gens im neonatalen Hippocampus und damit die Bildung von stressmindernden hippocampalen Glukokortikoid-Rezeptoren auslösen. Vermutlich werden die durch taktile Reize bewirkten Effekte im Gehirn der Rattenbabys durch Neuronen vermittelt, die im Hippocampus Serotonin freisetzen. Dies hat dann zur Folge, dass die Produktion des Nerven-Wachstumsfaktors NGF-1-A angekurbelt wird, der nun seinerseits das Anti-Stress-Gen NR3C1 aktiviert – falls es demethyliert ist (Abb. 4.2; 16). Möglicherweise spielt aber neben Serotonin auch das „Zärtlichkeitshormon" Oxytozin eine Rolle, das im Hypothalamus gebildet und in der Hypophyse gespeichert wird. Bei den gut gepflegten bzw. häufig geleckten und damit sensorisch stimulierten neugeborenen Ratten wird dieses Neu-

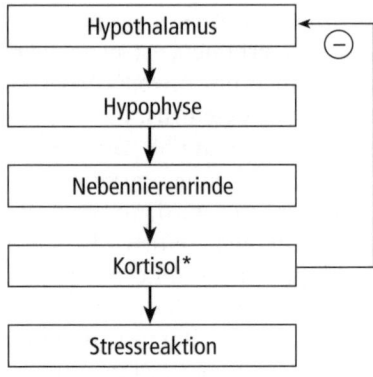

| Hypothalamus |
| Hypophyse |
| Nebennierenrinde |
| Kortisol* |
| Stressreaktion |

* bzw. Kortikosteron (bei Ratten)

Abb. 4.1 Stressachse: Hypothalamus-Hypophysen-Nebennierenrinden-Achse (HPA-Achse): Im Hypothalamus wird bei Stress vermehrt CRH (corticotropin releasing hormone) freigesetzt, das in den Hypophysenvorderlappen transportiert wird. Dort bewirkt es, dass von der Hypophyse das Hormon ACTH (adrenocorticotropic hormone) ins Blut ausgeschüttet wird. ACTH gelangt mit dem strömenden Blut bis in die Nebennierenrinde, wo es Synthese und Freisetzung des Glukokortikoids Kortisol (bzw. Kortikosteron bei Ratten und Mäusen) stimuliert. Glukokortikoide bewirken Stressreaktionen; aber sie reagieren auch mit Glukokortikoid-Rezeptoren im Hippocampus und im Hypothalamus, wodurch die Aktivität der HPA-Achse (rückgekoppelt) gehemmt wird.

rohormon nämlich vermehrt gebildet (20). Das Muster von Stresshormon- bzw. Glukokortikoid-Rezeptoren des Hippocampus verändert sich dann „so, dass es Stressreaktionen entgegenwirkt", sagt die Stockholmer Psychoendokrinologin Kerstin Uvnäs-Moberg (32).

▶ Nun möchte man aber gerne wissen, ob die an Ratten gewonnenen Erkenntnisse auch für uns Menschen relevant sind. Insbesondere: Hängt die Resistenz gegen Stress von

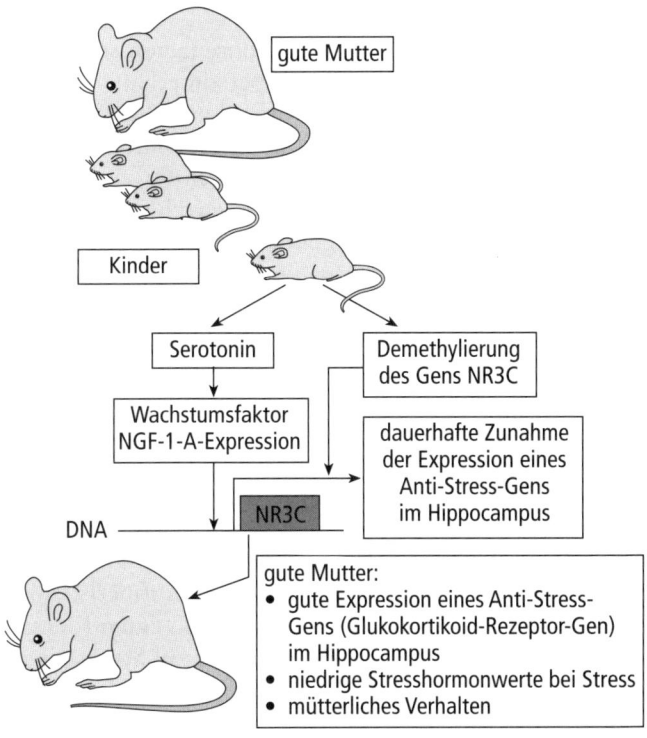

gute Mutter

Kinder

Serotonin

Demethylierung des Gens NR3C

Wachstumsfaktor NGF-1-A-Expression

dauerhafte Zunahme der Expression eines Anti-Stress-Gens im Hippocampus

DNA — NR3C

gute Mutter:
- gute Expression eines Anti-Stress-Gens (Glukokortikoid-Rezeptor-Gen) im Hippocampus
- niedrige Stresshormonwerte bei Stress
- mütterliches Verhalten

Abb. 4.2 Epigenetik der Stressresistenz (mod. nach 16): Gute stressresistente Rattenmütter bemuttern ihre Neugeborenen fürsorglich (durch häufiges Lecken). Die Folge: Der Serotonin-Spiegel im Hippocampus der Jungen ist hoch, es wird daher viel Wachstumsfaktor (NGF-1-A) produziert, der nun seinerseits im Gehirn ein Anti-Stress-Gen (NR3C1 = Glukokortikoid-Rezeptor-Gen) aktiviert – allerdings nur, wenn der Faktor am Gen andocken kann. Andocken ist (nur) bei gut bemutterten Neugeborenen möglich, weil die Methyl-Umhüllung der Promoterregion des Gens – die Methylierung gewisser Basenpaare der DNA – schon in der ersten Lebenswoche durch Demethylierung entfernt wird. So kann das Anti-Stress-Gen lebenslang aktiviert (d.h. exprimiert) werden. Dementsprechend sind die Blutwerte von Stresshormonen (Kortikosteron bzw. Kortisol) selbst bei Stress niedrig – auch noch bei erwachsenen Rattenmüttern. Sie behandeln ihre Jungen ebenfalls fürsorglich: Die Stressresistenz wird so epigenetisch „vererbt".

der Zuwendung ab, die das Neugeborene von seiner Mutter oder einer anderen Beziehungsperson erhält? Bereits in den 40er Jahren verglich der amerikanische Psychologe René Spitz eine Gruppe von Kindern, die ohne mütterliche Betreuung in einem Findelhaus aufwuchsen, mit Kindern eines Heims, die von ihren (in einem benachbarten Gefängnis einsitzenden) Müttern regelmäßig besucht und liebkost wurden. Die allein gelassenen und vernachlässigten Säuglinge entwickelten sich schlecht, sofern sie keine zuverlässige Bezugsperson hatten. Sie wurden ängstlich und depressiv und blieben in ihrer Entwicklung weit zurück. Sie litten am „Hospitalismussyndrom" (31). Unlängst untersuchten Amie Hane und Nathan Fox von der Universität Maryland 185 Paare von Müttern und Kindern und teilten sie in zwei Gruppen ein. In der ersten Gruppe waren Kinder und deren Mütter, die sich um ihre Kleinen nach der Geburt intensiv kümmerten. Die Mütter in der zweiten Gruppe schenkten ihrem Nachwuchs hingegen nur wenig Aufmerksamkeit. Die schon im ersten Lebensjahr vernachlässigten Kleinkinder dieser Gruppe reagierten viel stärker auf Stress, sie waren also auch weniger belastbar als jene der anderen (12). Nach der von John Bowlby schon vor über 50 Jahren konzipierten Bindungstheorie bilden die Kinder liebevoller Mütter bereits in den ersten Lebensmonaten eine tiefe und sichere emotionale Bindung an die Mutter – eine Art von „Ur-Vertrauen" (2). Vernachlässigten bzw. unsicher gebundenen kleinen Kindern fehlt später das Vertrauen, mit stressenden Erlebnissen oder mit Verlust und Trennung von geliebten Objekten fertigzuwerden. Schon das knapp zwei Jahre alte unsicher gebundene Kind reagiert auf jede Abwesenheit der Mutter mit einer Aktivierung der „Stressachse", wie die erhöhte Kortisol-Ausscheidung im Speichel erkennen lässt (26). Wie hilflos und gestresst müssen sich also Kinder fühlen, die ohne mütterlich fürsorgliche Zuwendung aufwachsen müssen. Sie werden zu misstrauischen, stressempfindlichen und ängstlichen Persönlichkeiten (12).

Ist solch ein misstrauisches, ängstliches Verhalten möglicherweise auch hormonell mitbedingt? Etwa durch einen Mangel an „Zärtlichkeits-" bzw. „Vertrauenshormonen" wie Oxytozin, das die Bindung („attachment") zwischen Mutter und Kind und damit die liebevolle mütterliche Zuwendung zum Neugeborenen fördert. Das fragten sich auch Seth Pollak und Kollegen (10), als sie vier Jahre alte sicher gebundene und unsicher gebundene Kinder miteinander verglichen, die seit mindestens zwei Jahren in stabilen, wohlhabenden und liebevollen Familien aufgewachsen waren. Sie fanden nämlich heraus, dass bei den sicher gebundenen Kindern die Oxytozin-Werte (im Urin) beim zärtlichen Kuscheln oder Spielen mit der Mutter oder einer anderen vertrauten Beziehungsperson deutlich anstiegen, was jedoch nicht bei den unsicher gebundenen Kindern der Fall war. Diese hatten vor ihrer Adoption die ersten beiden Lebensjahre sozial depriviert und ohne fürsorgliche Zuwendung in rumänischen oder russischen Waisenheimen verbringen müssen. Beim Kuscheln oder Spielen mit ihren Adoptiveltern erhöhten sich die Werte von Oxytozin bei diesen adoptierten Kindern kaum. Offensichtlich war ihr Oxytozin-System infolge der frühen Traumatisierung ziemlich verkümmert; so konnten sie selbst beim Kuscheln nicht genügend stressminderndes Oxytozin in die Blutbahn abgeben.

Oxytozin schafft bei misstrauischen und furchtsamen Menschen Vertrauen, und es baut, gerade bei Schüchternen, soziale Ängste ab, indem es auf neuronale Schaltkreise in der Amygdala einwirkt (1, 17) – natürlich auch bei Erwachsenen. In einem Spiel mit finanziellen Transaktionen unter Leitung des Züricher Neuroökonomen Ernst Fehr vertrauten die Spieler – die Investoren – den mitspielenden Treuhändern deutlich mehr Geld an, wenn sie zuvor das Neurohormon Oxytozin durch einen Nasenspray erhalten hatten (18). Vermutlich mindert dieses Neuropeptid Gefühle des Misstrauens bzw. die – manchmal auch krankhafte – Furcht, betrogen zu werden.

Zuwendung und Pflege durch eine fürsorgliche Bezugsperson beeinflussen neben dem Oxytozin-System auch noch andere Hormon-Systeme, die das Gedeihen eines Kindes fördern. Waisenkinder, die in Kinderheimen überhaupt keine Zuwendung bekommen hatten, litten nicht nur an seelischen Entwicklungsstörungen, sondern auch unter Zwergwuchs (31). Vermutlich lag dem verlangsamten Längenwachstum eine psychisch bedingte Verminderung der Produktion von Wachstumshormonen durch die Hypophyse zugrunde. Ein krasses Beispiel eines aufgrund seines „psychosozialen Zwergwuchses" hospitalisierten Kindes schildert der Psychoendokrinologe und Stressforscher Robert Sapolsky (29). Beim Eintritt in die Klinik seien bei dem Kind die Blutwerte des hypophysären Wachstumshormons enorm niedrig gewesen, sie hätten sich jedoch unter dem Einfluss liebevoller Betreuung binnen eines Monats verdoppelt, um dann wieder auf den ursprünglichen niedrigen Wert zu sinken – die beliebte mütterliche Pflegerin war in Urlaub gefahren. Als sie wieder zurückkam, schnellten die Blutwerte abermals in die Höhe, und die Wachstumsrate verdreifachte sich – und dies, obwohl der kleine Patient konstant die gleiche Tagesration an Nahrung zu sich nahm. Er konnte nach wenigen Wochen geheilt entlassen werden. Diese Geschichte illustriert einmal mehr, wie lebenswichtig die Zuwendung der Mutter oder einer Pflegeperson für die körperliche Entwicklung des Kleinkindes ist. Entscheidend dabei dürften buchstäblich „Streicheleinheiten" sein. Frühgeborene, die dreimal am Tag für je eine Viertelstunde gestreichelt und massiert wurden, wuchsen um 50 % schneller als solche, die niemals berührt wurden. Und sie gediehen überhaupt in jeder Beziehung besser. Berührung ist also offensichtlich für das Gedeihen essenziell; dies ist sogar bei neugeborenen Versuchstieren der Fall (19). Fehlen nämlich Berührungsreize, so werden vermutlich Oxytozin und wichtige Enzyme des Stoffwechsels nicht in ausreichender Menge gebildet, so dass der Organismus nur ungenügend auf die stimulierende Wirkung von Wachstumshormonen anspricht.

Durch Körperkontakt, durch Berührung wird das Tierkind auf die Mutter geprägt. Auch neugeborene Menschen erfahren durch den Hautkontakt mit der Mutter – auf nonverbale Weise – zum ersten Mal Mutterliebe und Gefühle der Geborgenheit. Die Zeit unmittelbar nach der Geburt ist dabei für die Art der Mutter-Kind-Beziehung von größter Bedeutung. In dieser sensitiven Phase („maternal sensitive period") wird die Bindung zwischen Mutter und Kind vor allem durch Berührungsreize bestimmt – zunächst durch vorsichtiges Berühren der Gliedmaßen mit den Fingerspitzen, danach durch Streicheln des ganzen Körpers mit der Handfläche. Die frühen Sinneseindrücke und Gefühle des Kindes werden für den zukünftigen Abruf im Gedächtnis mit anderen immer wiederkehrenden Erfahrungen (Episoden) assoziiert – z. B. mit Brust, Muttermilch, Sättigung, mütterlicher Stimme, Zuwendung und „Gehaltenwerden" – und mit der Zeit als „das vertraute Du" verinnerlicht. Auf diese Weise entsteht ein Bezugspunkt im Langzeitgedächtnis, ein so genannter Knoten, der aber erst viel später – nach dem Spracherwerb – mit dem Begriff „Mama" oder „Mutter" in Verbindung gesetzt und auch im semantischen Gedächtnis gespeichert wird (27).

Die Qualität der frühkindlichen Beziehung zur Mutter ist – wie gesagt – von allergrößter Wichtigkeit für die kindliche Entwicklung. Wenn aber die Beziehung zwischen dem Kind und seiner primären Beziehungsperson fundamental gestört ist, so kann – um mit Rudolf zu sprechen – diese so genannte basale Zuversicht nicht entstehen (26).

„Schlechte Karten" hatten laut einer aktuellen Studie (23) auch die Kinder von Müttern, die am Ende ihrer Schwangerschaft depressiv waren. Schon bei den Neugeborenen war das oben erwähnte Anti-Stress-Gen NR3C1 etwas stärker methyliert, es wurde daher weniger gut „exprimiert". Dementsprechend waren noch nach drei Monaten die (im Speichel gemessenen) Werte des Stresshormons Kortisol zu hoch. Die Säuglinge depressiver Mütter sind denn auch besonders stressanfällig. Und sie werden Jahre später nicht selten ebenfalls depressiv, zumal sie meistens auch viel zu wenig Zuwendung erfahren (9, 24).

Fazit: Frühkindliche Traumen und Beziehungsstörungen zwischen Mutter und Kind hinterlassen tiefe Spuren im Gehirn und sogar in den Genen des Kindes. Damit erhöht sich sein Risiko erheblich, später im Leben von einem psychosomatischen Leiden befallen zu werden, etwa von einer Depression oder – wie wir im nächsten Kapitel sehen werden – von chronischen psychosomatischen Schmerzen (11).

Literatur

1 Baumgartner T, Heinrichs M, Vonlanthen A, Fischbacher U, Fehr E (2008). Oxytocin shapes the neural circuitry of trust and trust adaptation in humans. Neuron; 58: 639–50.

2 Bowlby J (2001). Frühe Bindung und kindliche Entwicklung. 4. Aufl. München: Ernst Reinhardt Verlag.

3 Bremner JD, Vythilingam M, Vermetten E, Southwick SM, McGlashan T, Nazeer A, Khan S, Vaccarino LV, Soufer R, Garg PK, Ng CK, Staib LH, Duncan JS, Charney DS (2003). MRI and PET study of deficits in hippocampal structure and function in women with childhood sexual abuse and posttraumatic stress disorder. Am J Psychiatry; 160: 924–32.

4 Caspi A, Sugden K, Moffitt TE, Taylor A, Craig IW, Harrington H, McClay J, Mill J, Martin J, Braithwaite A, Poulton R (2003). Influence of life stress on depression: moderation by a polymorphism in the 5-HTT gene. Science; 301: 386–9.

5 Chapman DP, Whitfield CL, Felitti VJ, Dube SR, Edwards VJ, Anda RF (2004). Adverse childhood experiences and the risk of depressive disorders in adulthood. J Affect Disord; 82: 217–25.

6 Dube SR, Anda RF, Felitti VJ, Chapman DP, Williamson DF, Giles WH (2001). Childhood abuse, household dysfunction, and the risk of attempted suicide throughout the life span: findings from the Adverse Child Exp Study JAMA; 286: 3089–96.

7 Dube SR, Fairweather D, Pearson WS, Felitti VJ, Anda RF, Croft JB (2009). Cumulative childhood stress and autoimmune diseases in adults. Psychosom Med; 71: 243–50.

8 Felitti VJ, Fink, PJ, Fishkin RE, Anda RF (2007). Ergebnisse der Adverse Childhood Experiences (ACE) – Studie zu Kindheitstrauma und Gewalt. Epidemiologische Validierung psychoanalytischer Konzepte. Trauma & Gewalt; 1(2): 18–32.

9 Fleming AS, O'Day DH, Kraemer GW (1999). Neurobiology of mother-infant interactions: experience and central nervous system plasticity across development and generations. Neurosci Biobehav Rev; 23: 673–85.

10 Fries, AB, Ziegler, TE, Kurian, JR, Jacoris S, Pollak SD (2005). Early experience in humans is associated with changes in neuropeptides critical for regulating social behavior. Proc Natl Acad Sci; 102: 17237–40.

11 Goldberg RT, Goldstein R (2000). A comparison of chronic pain patients and controls on traumatic events in childhood. Disabil Rehabil; 22: 756–63.

12 Hane AA, Fox NA (2006). Ordinary variations in maternal caregiving influence human infants' stress reactivity. Psychological Science; 17: 550–56.

13 Heim C, Nemeroff CB (2001). The role of childhood trauma in the neurobiology of mood and anxiety disorders: preclinical and clinical studies. Biol Psychiatry; 49: 1023–39.

14 Heim C, Newport DJ, Heit S, Graham YP, Wilcox M, Bonsall R, Miller AH, Nemeroff CB (2000). Pituitary-adrenal and autonomic responses to stress in women after sexual and physical abuse in childhood. JAMA; 284: 592–7.

15 Heim C, Newport DJ, Mletzko T, Miller AH, Nemeroff CB (2008). The link between childhood trauma and depression: insights from HPA axis studies in humans. Psychoneuroendocrinology; 33(6): 693–710.

16 Hyman SE (2009). How adversity gets under the skin. Nature Neurosci; 12: 24–43.

17 Kirsch P, Esslinger C, Chen Q, Mier D, Lis S, Siddhanti S, Gruppe H, Mattay VS, Gallhofer B, Meyer-Lindenberg A (2005). Oxytocin modulates neural circuitry for social cognition and fear in humans. J Neurosci; 25: 11489–93.

18 Kosfeld M, Heinrichs M, Zak PJ, Fischbacher U, Fehr E (2005). Oxytocin increases trust in humans. Nature; 435: 673–6.

19 Kuhn CM, Shanberg SM (1998). Responses to maternal separation: mechanisms and mediators. Int J Dev Neurosci; 16: 261–70.

20 Lund I, Ge Y, Yu LC, Uvnas-Moberg K, Wang J, Yu C, Kurosawa M, Agren G, Rosen A, Lekman M, Lundeberg T (2002). Repeated massage-like stimulation induces long-term effects on nociception: contribution of oxytocinergic mechanisms. Eur J Neurosci; 16: 330–8.

21 McGowan PO, Sasaki A, D'Alessio AC, Dymov S, Labonté B, Szyf M, Turecki G, Meaney MJ (2009). Epigenetic regulation of the glucocorticoid receptor in human brain associates with childhood abuse. Nature Neurosci; 12: 342–8.

22 Neigh GN, Gillespie CF, Nemeroff CB (2009). The neurobiological toll of child abuse and neglect. Trauma Violence Abuse; 10(4): 389–410.

23 Oberlander TF, Weinberg J, Papsdorf M, Grunau R, Misri S, Devlin AM (2008). Prenatal exposure to maternal depression, neonatal methylation of human glucocorticoid receptor gene (NR3C1) and infant cortisol stress responses. Epigenetics; 3(2): 97–106.

24 Pilowsky DJ, Wickramaratne P, Talati A, Tang M, Hughes CW, Garber J, Malloy E, King C, Cerda G, Sood AB, Alpert JE, Trivedi MH, Fava M, Rush AJ, Wisniewski S, Weissman MM (2008). Children of depressed mothers 1 year after the initiation of maternal treatment: findings from the STAR*D-Child Study. Am J Psychiatry; 165: 1136–47.

25 Ridder S, Chourbaji S, Hellweg R, Urani A, Zacher C, Schmid W, Zink M, Hörtnagl H, Flor, H, Henn, FA, Schütz G, Gass P (2005). Mice with genetically altered glucocorticoid receptor expression show altered sensitivity for stress-induced depressive reactions. J Neurosci; 25: 6243–50.

26 Rudolf G (2000). Psychotherapeutische Medizin und Psychosomatik. 4. Aufl. Stuttgart, New York: Thieme.

27 Rüegg JC (2007). Gehirn, Psyche und Körper. Neurobiologie von Psychosomatik und Psychotherapie. 4. Aufl. Stuttgart, New York: Schattauer.

28 Rüegg JC (2009). Frühkindliche Erfahrung und Psychosomatik. In: Brisch KH, Hellbrügge T (Hrsg). Wege zur sicheren Bindung in Familie und Gesellschaft. Stuttgart: Klett-Cotta; 225–36.

29 Sapolsky RM (1998). Why Zebras don't get Ulcers: An Updated Guide to Stress, Stress-Related Diseases, and Coping. New York: W. H. Freeman and Company.

30 Shirtcliff EA, Coe CL, Pollak SD (2009). Early childhood stress is associated with elevated antibody levels to herpes simplex virus type 1. Proc Natl Acad Sci USA; 106: 2963–7.

31 Spitz RA (1945). Hospitalism: an inquiry into the genesis of psychiatric conditions in early childhood. Psychoanal Study Child; 1: 53–74.

32 Uvnäs-Moberg K (2007). Die Bedeutung des Hormons „Oxytocin" für die Entwicklung der Bindung des Kindes und der Anpassungsprozesse der Mutter nach der Geburt. In: Brisch KH, Hellbrügge T (Hrsg). Die Anfänge der Eltern-Kind-Bindung. Schwangerschaft, Geburt und Psychotherapie. Stuttgart: Klett-Cotta; 183–212.

33 Weaver IC, Cervoni N, Champagne FA, D'Alessio AC, Sharma S, Seckl JR, Dymov S, Szyf M, Meaney MJ (2004). Epigenetic programming by maternal behavior. Nature Neurosci; 7: 847–54.

34 Weaver IC, Meaney MJ, Szyf M (2006). Maternal care effects on the hippocampal transcriptome and anxiety-mediated behaviors in the offspring that are reversible in adulthood. Proc Natl Acad Sci; 103: 3480–85.

5 Schmerz, lass nach

Den Schmerz mental beeinflussen

Schmerz! Stellen Sie sich vor, Sie langen versehentlich an die heiße Herdplatte. Reflexartig ziehen Sie die Hand zurück, noch bevor Ihnen der brennende Schmerz bewusst wird. Schmerz, dieses quälende Gefühl, bildet sich erst im Gehirn – auch wenn es die „verbrannten" Finger sind, die schmerzen, oder der kleine Zeh, der wehtut, wenn Sie der Schuh drückt. Er entsteht gewöhnlich aufgrund von Informationen – „Schadensmeldungen" –, die Ihrem Gehirn von Sensoren (Schmerz-Rezeptoren) der Haut und des Körperinneren, den so genannten Nozizeptoren[1], über das Rückenmark (bzw. bei Kopfschmerzen über Hirnnerven) zugeleitet werden. Wie wir alle wissen, kann Schmerz aber auch dann empfunden werden, wenn die Schmerzinformation ihren Ursprung nicht in den Nozizeptoren oder (wie bei neuropathischen Schmerzen) in beschädigten peripheren Nerven hat. Solche Schmerzen werden als psychosomatische bzw. „somatoforme" Schmerzen bezeichnet.

Denken wir an langwierige Rückenschmerzen ohne einen überzeugenden medizinischen Befund. Oftmals sind solche Beschwerden durch psychosozialen Stress bedingt; aber auch biologische Faktoren kommen ins Spiel. Somit handelt es sich um ein bio-psycho-soziales Leiden: Seelische

---

[1] Nozizeptoren (von lat. *noxa*, der Schaden) sind „freie" Nervenendigungen, die nur dann reagieren, wenn Körpergewebe – aktuell oder potenziell – beschädigt wird, was ja meistens auch schmerzhaft ist.

Anspannung – etwa nach Mobbing – bewirkt Rücken-, Schulter- und Nackenschmerzen infolge von schmerzhaften Muskelverspannungen, nicht selten aber auch so genannte Spannungskopfschmerzen. Aber umgekehrt ist jeder chronische Schmerz auch ein Stressor, der wiederum (schmerzhafte) Muskelverspannungen verursacht – ein Teufelskreis also, so dass die Schmerzkrankheit anhält und die Betroffenen oft verzweifeln, ja in eine Depression geraten können (22). Fast die Regel sind depressive Störungen bei Schmerz-Patienten mit Fibromyalgie (26), einer nach heutiger Auffassung psychosomatischen rheumatischen Erkrankung, bei der sich nicht nur in den Muskeln, sondern auch in manchen Sehnenansätzen äußerst druckempfindliche Stellen („tender points") ausmachen lassen (12). Obwohl sich an den „tender points" anscheinend kein organischer Befund erheben lässt, ruft schon die leichteste Berührung sehr starke Schmerzen hervor. Die Patienten sind also außergewöhnlich schmerzempfindlich, der subjektiv empfundene Schmerz entspricht bei weitem nicht dem medizinisch festgestellten Befund (3, 14).

▶ Ein geringer oder starker Schmerz wird offenbar aufgrund unterschiedlicher neuronaler Aktivitäten in der so genannten Schmerzmatrix des Gehirns empfunden (1). Ein Teil der Schmerzmatrix ist im limbischen System lokalisiert, genauer gesagt: im anterioren Gyrus cinguli, aber auch in der Inselrinde. Ein anderer Teil befindet sich in einer Hirnwindung des Scheitellappens, nämlich im Gyrus postcentralis. Diese Hirnwindung wird auch als somatosensorischer Kortex bezeichnet, da in ihr die Empfindungen (Sensorik) der verschiedenen Körperregionen wie auf einer mentalen Landkarte repräsentiert sind, allerdings maßstäblich stark verzerrt. Beispielsweise nimmt die Repräsentation des ganzen Rückens viel weniger Platz ein als diejenige von Hand oder Gesicht, also von Regionen, in denen

Schmerzempfindungen besonders genau lokalisiert werden können. Wo es schmerzt, weiß also der Mensch dank seines somatosensorischen Kortex; wie sehr es „wehtut", das spürt er infolge der neuronalen Aktivität im anterioren Gyrus cinguli, einem Teil des limbischen Systems (20).

Entscheidend für die Intensität des Schmerzgefühls ist nun aber nicht in erster Linie die Aktivität der peripheren Nozizeptoren, sondern das Ausmaß neuronaler Aktivität in der Schmerzmatrix des Gehirns, insbesondere im Gyrus cinguli und im somatosensorischen Kortex, wie Robert Coghill und seine Kollegen von der amerikanischen Wake Forest University herausfanden (2). Die US-Forscher untersuchten mit einem bildgebenden Verfahren (fMRT) freiwillige Versuchsteilnehmer, denen sie die Waden mit 49 °C heißen Metallplatten schmerzhaft reizten. Je nach subjektiver Schmerzempfindlichkeit wurden die identischen Hitzereize völlig unterschiedlich mit Bemerkungen wie „kaum gespürt" und „nicht auszuhalten" bewertet. Die Übereinstimmung dieser so unterschiedlichen subjektiven Angaben mit den objektiven Messwerten neuronaler Aktivität im funktionellen MRT war jedoch ganz hervorragend. Die größten Unterschiede neuronaler Aktivität zeigten sich dabei im primären somatosensorischen Kortex sowie im anterioren Gyrus cinguli. Beide Hirnareale wurden bei den schmerzempfindlichen Probanden während der standardisierten Hitzereize viel stärker durchblutet und aktiviert als bei weniger wehleidigen. Also hat der in der „Ersten-Person-Perspektive" subjektiv so unterschiedlich erlebte Schmerz ein objektives, neurobiologisch fassbares Korrelat in der Schmerzmatrix des Gehirns.

Die Schmerzmatrix kann – etwa durch Suggestion in Hypnose – sogar dann aktiviert werden, wenn die peripheren „schmerzleitenden" Nerven (so genannte C-Fasern) bzw. die Nozizeptoren überhaupt nicht (schmerzhaft) erregt werden. Suggeriert beispielsweise ein Hypnotiseur einem gesunden Probanden einen Hitzeschmerz in den Waden, dann steigt die neuronale Aktivität im anterioren Gyrus cinguli signifikant, und dementsprechend empfindet der Proband starke, brennende Wadenschmerzen (5, 19). Um es auf den Punkt zu bringen: Suggestionen, vielleicht sogar Autosuggestionen und Imaginationen, können im Gehirn (psychosomatische) Schmerzen und die damit korrelierende neuronale Aktivität der Schmerzmatrix auslösen. Autosuggestion oder Hypnose – gesprochene Worte – können aber nicht nur Schmerzen hervorrufen, sie können auch „körperliche" Schmerzen lindern und dabei den Stoffwechsel, die Durchblutung sowie die neuronale Aktivität im anterioren Gyrus cinguli drosseln, in welchem der quälende Schmerz ins Bewusstsein gerufen wird (20). Offenbar wird das Schmerzgefühl sehr stark durch die Psyche beeinflusst. Ausschlaggebend ist vor allem, welche Bedeutung man dem Schmerz zuschreibt und wie sehr man auf ihn achtet. So fanden der Hamburger Schmerzphysiologe Burkhart Bromm und seine Kollegen, dass eine erhöhte Aufmerksamkeit auf schmerzhafte Hautreize sowohl die Schmerzwahrnehmung als auch die neuronale Aktivität der Schmerzmatrix gesunder Probanden verstärkt (18). Wurden hingegen die Versuchspersonen abgelenkt, so gingen die durch schmerzhafte Hautreize induzierte Aktivität im vorderen Gyrus cinguli und die Schmerzen deutlich zurück (27). Schmerz-Patienten können nicht selten erfahren und fühlen, dass sie durchaus imstande sind, selbst auf ihre Schmerzen einzuwirken und sie zu kontrollieren, z. B. dadurch, dass sie sich ablenken oder den Schmerz etwas weniger ernst nehmen. Umgekehrt verstärken eine depressive Stimmung und die damit verbundene negative Denkweise (Katastrophisierung) die Qual, etwa wenn starke oder lang andauernde Schmerzen als Anzeichen einer unheilbaren Krankheit angesehen werden oder wenn ein Herzschmerz, der Todesangst einjagt, als deprimierend, ja sogar als „vernichtend" erlebt wird (11). Es hängt also sehr von unserer Denkweise bzw. unserer seelischen Befindlichkeit ab, wie stark wir einen Schmerz spüren (vgl. 23).

▶ In einem depressiven Zustand, wie er gerade bei der Fibromyalgie sehr häufig vorkommt, empfindet man den Schmerz stärker. „Change the mood and you change the pain", sagen die Angelsachsen. Negative Affekte verstärken den Schmerz und umgekehrt: Gute Laune und positive Affekte lindern den Schmerz – vor allem beim Lachen (13). Eine solche Reduktion des Schmerzes wird offenbar durch endogene Opioide, die Endorphine, hervorgerufen. Das sind Botenstoffe, die wie Opium wirken und bei Freude und guter Laune vom Nucleus accumbens, dem Lust- und Belohnungszentrum des Gehirns, und vom körpereigenen schmerzhemmenden System durch Projektionsneuronen in der Schmerzmatrix freigesetzt werden. Und dementsprechend kann die durch positive Affekte ausgelöste Schmerzreduktion durch Opioid-Rezeptor-Blocker verhindert werden (17).

Während Freude den Schmerz hemmt, macht – umgekehrt – chronischer Schmerz lustlos, anhedonisch, oft auch depressiv. Deshalb fehlt es so manchen chronischen Schmerz-Patienten an positiven Affekten; sie können sich nicht freuen, sie leiden unter einer Anhedonie. Seelischer, psychosozialer Schmerz und „körperlicher" Schmerz werden oftmals zusammen empfunden, sie verstärken sich gegenseitig, und vermutlich aktivieren sie auch die gleiche Hirnstruktur, den anterioren Gyrus cinguli, wie mit bildgebenden Verfahren gezeigt wurde (6). Lustlosigkeit und Depression hemmen nämlich die Freisetzung schmerzhemmender Endorphine (17). Die dem Gehirn eigenen Rezeptoren für endogene Opioide werden deshalb nicht hinreichend aktiviert. Und gerade deshalb leiden Depressive auch mehr unter ihren Schmerzen. Ihr Schmerz verstärkt sich somit von selbst, was dann wiederum die Depression verstärkt: ein Teufelskreis. Deshalb ist es erforderlich, bei chronischen Schmerzen auch an eine Depression zu denken und diese zu behandeln. Wie gesagt, sind gerade die an Fibromyalgie erkrankten Schmerz-Patienten oftmals depressiv, aber auch sehr schmerzempfindlich. Allerdings kann ihre Schmerzüberempfindlichkeit nicht nur seelische, sondern auch organische (Mit-)Ursachen haben, nämlich einen Mangel an Endorphin-Rezeptoren im Gehirn (10).

▶ Körpereigene, schmerzhemmende Opioide wie Endorphine und Enkephaline sind sogar an der schmerzlindernden Wirkung von Placebo-Pillen beteiligt. Werden diese Scheinmedikamente bei starken Schmerzen mit der suggestiven Bemerkung „Diese Pillen nehmen Ihnen den Schmerz" verabreicht, so erfährt fast die Hälfte der Patienten eine Schmerzlinderung, sofern sie davon ausgehen, dass die verabreichte Pille ein gutes Schmerzmittel ist. Bei diesen Personen wird im Großhirn (genau gesagt: im Nucleus accumbens) nach der Verabreichung des Scheinmedikaments von den Nervenendigungen bestimmter Projektionsneurone des Mittelhirns der motivierende Botenstoff Dopamin ausgeschüttet, worauf dann im Präfrontalhirn Endorphine freigesetzt werden (25, 29). Aufgrund dieser physiologischen Vorgänge wird die durch die Schmerzreize induzierte Hyperaktivität der emotionalen „Schmerzzentren" im limbischen System reduziert – und damit lässt der Schmerz nach. Die neuen Erkenntnisse über die Wirkung von Placebos verdanken wir den Untersuchungen von Versuchspersonen, deren Hirne im Kernspintomographen nach der Verabreichung von Placebos gescannt wurden (28). In der fMRT-Studie nahmen 24 Versuchspersonen an einem vorgetäuschten klinischen Test neuer Schmerzmittel teil. Sie erhielten am Unterarm leicht schmerzhafte elektrische Schocks oder aber Hitzereize, die mittels eines Laserstrahls auf die zuvor eingecremte Haut appliziert wurden. Dann wurde der Schmerztest mit derselben Creme wiederholt. Aber dieses Mal sagte der Versuchsleiter den Probanden, die Salbe enthalte ein stark wirksames Schmerzmittel. Obwohl die Salbe nur ein Placebo war, empfanden die meisten Probanden weniger Schmerzen. Und noch etwas: Bei den auf das Placebo ansprechenden Versuchsteilnehmern war die Schmerzmatrix im anterioren Gyrus cinguli gehemmt. Die suggestiv verabreichte „Placebo-Salbe" reduzierte die durch den elektrischen Schock oder den Hitzereiz erhöhte Durchblutung bzw. die durch den Schmerzreiz induzierte neuronale Aktivität im anterioren Gyrus cinguli, weil die Versuchspersonen *glaubten*, ein Schmerzmittel erhalten zu haben.[2]

Um den Schmerz zu lindern, war allerdings die Verabreichung eines Scheinmedikaments gar nicht erforderlich, es genügte das gesprochene Wort. Sagte nämlich der Versuchsleiter dem Probanden mit Überzeugung, der mit dem Laserstrahl applizierte Reiz sei nur schwach und schmerze nicht, so empfand der mit dem Laser Behandelte auch keinen Schmerz. Und in diesem Fall war auch das emotionale „Schmerzzentrum" im anterioren Gyrus cinguli weniger aktiv und schwächer durchblutet (16). Entscheidend bei solchen Versuchen ist offenbar, dass der Proband dem Versuchsleiter vertraut, also seinen Worten glaubt, und deshalb auch keinen Schmerzreiz erwartet. Anscheinend kann der Glaube an eine Schmerzlinderung nicht nur die Freisetzung von Endorphinen im Gehirn fördern und damit den

---

[2] Gleichzeitig verringert sich aber auch die neuronale Aktivität in einem bestimmten Bereich des Rückenmarks. Offenbar wird nach Placebo-Gabe die Schmerzwahrnehmung schon am Übergang von den Nerven der Haut ins Rückenmark gestoppt, wie im Herbst 2009 im Wissenschaftsmagazin „Science" berichtet wurde (Bd. 326, S. 404).

im Körper lokalisierten Schmerz hemmen, sondern auch den Stoffwechsel und die Durchblutung sowie die neuronale Aktivität der Hirnrinde in der Gürtelwindung beeinflussen. Damit wird nun auch verständlich, wie positives Denken und positive Erwartungen – die durch das gesprochene Wort des guten Arztes vermittelte Zuversicht und Hoffnung – die Leiden einer chronischen schmerzhaften Erkrankung lindern können (22, 23).

▶ Da – wie gesagt – die subjektiv erfahrene Schmerzlinderung mit einer Reduktion der Aktivität im anterioren Gyrus cinguli einhergeht, fragte sich der kalifornische Neurowissenschaftler Christopher deCharms (4), ob Schmerz-Patienten lernen könnten, „willentlich" die Aktivität in der Schmerzmatrix des Gyrus cinguli zu hemmen. Die Autoren untersuchten Patienten mit chronischen Rückenschmerzen in einem Kernspintomographen, in welchem sie mittels eines neuen bildgebenden Verfahrens (funktionelle Echtzeit-Kernspintomographie, rtf-MRI) die neuronale Aktivität bzw. die Durchblutung ausgewählter Regionen ihres Gehirns „online", d. h. in Echtzeit selbst beobachten konnten. Dies geschah noch während sie an ihren Schmerz dachten. Die neuronale Aktivität der Schmerzmatrix wurde in Form des Symbols einer lodernden Flamme auf dem Bildschirm eines Computers angezeigt, und die Patienten sollten dann versuchen, das Bild der Flamme zu verkleinern, indem sie sich – durch Imagination eines schmerzfreien Körperteils – ablenkten und so ihre schmerzhaften Körperteile aus dem Bewusstsein ausblendeten. Immer wenn dies gelang, gab das Gerät eine Rückmeldung (Neurofeedback). Mithilfe der neuen Biofeedback-Methode lernten die Schmerz-Patienten schließlich, die Aktivität der Schmerzmatrix ihres Gehirns und damit ihre Schmerzen immer besser zu beeinflussen, da sie ja selbst den Lernerfolg ihrer Bemühungen „online" mit rtf-MRI kontrollieren konnten.

Acht Patienten mit chronischen Rückenschmerzen, die sich mit konventionellen Therapien gewöhnlich nur schwer kontrollieren lassen, erreichten dank der Neurofeedback-Methode eine nachhaltige Schmerzlinderung zwischen 44 und 64 %. Patienten, die die größte Kontrolle über ihre Gehirnaktivitäten erreichten, zeigten auch die größte Schmerzreduktion.

Umgekehrt konnten die Versuchsteilnehmer die Aktivität im Gyrus cinguli und damit ihren Schmerz auch mental verstärken. Sie lernten beispielsweise nicht nur, einen standardisierten Hitzereiz an den Waden als weniger schmerzhaft zu empfinden, sondern auch, ihn verstärkt wahrzunehmen, wenn sie dazu motiviert wurden. Lässt sich so vielleicht verstehen, wie chronische Rückenschmerzen manchmal unbewusst durch entsprechende Motivation und operante Konditionierung verstärkt werden? Sie werden zu psychosomatischen Schmerzen, wenn sie einen sekundären Krankheitsgewinn (Freud) erbringen, z. B. eine erhöhte Aufmerksamkeit. Aufgrund von deCharms' Studien liegt also die Hypothese nahe, dass somatoforme Schmerzen und somatoformes Schmerzverhalten (Wehklagen) erlernt sind, ja sogar durch (erlernte) nachhaltige Veränderungen in der neuronalen Aktivität des limbischen Systems, insbesondere des anterioren Gyrus cinguli, chronisch werden. Wie die Neuropsychologin Herta Flor (8) betont, kann tatsächlich gut gemeinter Trost Rückenschmerzen verstärken, ja sogar chronifizieren, weil der Schmerzleidende lernt, dass sein Schmerzverhalten mit Zuwendung belohnt wird. So leiden Patienten an ihren Rückenschmerzen umso mehr – und ihr Gyrus cinguli ist umso stärker aktiviert –, je mehr der Lebenspartner auf die Schmerzen eingeht. Erfährt also ein Schmerz-Patient, dass sein Rückenleiden einen sekundären Krankheitsgewinn im psychosozialen Bereich bringt, so ist dessen lang anhaltende Dauer meist vorprogrammiert (22).

Gerade bei depressiven Menschen ist eine solche „Flucht" in die Schmerzkrankheit nicht ungewöhnlich – nicht zuletzt, um so (unbewusst) einer vermeintlich stigmatisierenden psychischen Störung zu entgehen. Andere haben die Erfahrung gemacht, dass sich durch den körperlichen Schmerz ein innerer seelischer Schmerz und psychische Konflikte neutralisieren, also gewissermaßen übertönen lassen (21). Man spricht dann von einer „Somatisierung". Dabei handelt es sich (nach obiger Hypothese) vermutlich um eine unbewusste Verstärkung der Wahrnehmung von Schmerzen infolge einer (erlernten) gesteigerten neuronalen Aktivität im anterioren Gyrus cinguli und in anderen Regionen der Schmerzmatrix, was sogar mit einer neuronalen Umstrukturierung einhergeht. Beispielsweise vergrößert sich bei chronischen Rückenschmerzen das für den Rücken zuständige Hirnareal im somatosensorischen Kortex auf Kosten anderer Areale, und zwar progressiv mit der Dauer der Schmerzen (8). Dies ist vermutlich eine neuroplastische Anpassung bei Schmerz-Patienten, in deren Bewusstsein der Rücken immer mehr Beachtung findet und damit einen immer größeren „Stellenwert" erhält – was natürlich ganz besonders der Fall ist, wenn die Patienten ihren Schmerz „katastrophisieren" und sich auf ihr Rückenleiden fixieren (11). Der Rückenschmerz wird dann immer schlimmer; er chronifiziert und „gräbt" sich infolge der neuronalen Umstrukturierung mit zunehmendem Alter immer tiefer ins so genannte Schmerzgedächtnis.

▶ Nicht selten liegen die Wurzeln psychosomatischer Rückenschmerzen weit in der Kindheit; sie sind dann insbesondere in frühen Gewalterfahrungen zu suchen. So berichten Heinl und Heinl (12) von einem Schmerz-Patienten, dessen Rücken sich jedes Mal bei Stress – aber auch schon beim vorsichtigen Abtasten während einer ärztlichen Untersuchung im Bereich der Lendenwirbelsäule – an genau der Stelle schmerzhaft versteifte, an der er als Kind vom Vater regelmäßig Prügel erhalten hatte. Wie Goldberg und Goldstein (9) nachwiesen, ist mehr als die Hälfte aller Patienten mit chronischen Schmerzkrankheiten in ihrer Kindheit traumatisiert worden. Sie wurden geschlagen oder sogar misshandelt. Schmerzhafte traumatische Erfahrungen von Gewalt und Missbrauch, die kleine Kinder machen, graben sich gleichsam ins implizite, dem Bewusstsein nicht zugängliche Schmerzgedächtnis ein. Sie können damit in der neuronalen Struktur des Gehirns verankert werden und noch lange nach dem Trauma, ja sogar noch im Erwachsenenalter, die psychischen Reaktionsweisen beeinflussen und so beispielsweise zu (psychosomatischen) Schmerzzuständen führen. Dabei werden sie vor allem durch Auslöser (Trigger) wiederbelebt, die das dem Schmerzgeschehen zugrunde liegende Trauma von damals in Erinnerung rufen.

Das Schmerzgedächtnis und die ihm zugrunde liegenden funktionellen und strukturellen Veränderungen im Cortex cerebri sind wohl auch eine Erklärung dafür, dass Amputierte oft jahrelang immer noch das amputierte Glied spüren – sie leiden an Phantomschmerzen. Gerade an diesem Phänomen wird deutlich, dass chronifizierter Schmerz auch dann empfunden wird, wenn der Schmerz seinen Ursprung nicht (mehr) in den Nozizeptoren hat, weil er nämlich im Schmerzgedächtnis gespeichert und von dort jederzeit abrufbar ist (23).

Die Mannheimer Neuropsychologin Herta Flor (8) fragte sich, ob Schmerz-Patienten solche Schmerzen auch wieder verlernen und damit ihr Schmerzgedächtnis gewissermaßen löschen können. Sie fand nämlich heraus, dass sich bei Phantomschmerzen nach Arm-Amputationen die „mentalen Karten" im somatosensorischen Kortex drastisch verändern, aber nach einem erfolgreichen, schmerzlindernden Verhaltenstraining wieder restrukturiert werden. Dabei wurde der anscheinend im Schmerzgedächtnis des somatosensorischen Kortex „eingravierte" Phantomschmerz gelindert, sozusagen „verlernt".

Wenn aber der Schmerz als Affekt aufgrund traumatischer körperlicher Erfahrungen erlernt und im emotionalen Schmerzgedächtnis gespeichert ist und sogar eine Umstrukturierung neuronaler Netzwerke in der Schmerzmatrix bewirkt, dann sollte ein „Umlernen" durch neue heilsame Erfahrungen (z.B. in einer Psychotherapie) die veränderten neuronalen Netzwerke der „Schmerzpfade" im Zentralnervensystem auch wieder „normalisieren" können. Und in einer solchen Umstrukturierung wäre dann vermutlich auch der neurobiologische Mechanismus einer psychotherapeutischen Bekämpfung des psychosomatischen chronischen Schmerzes zu suchen (24). Schmerz-Patienten können lernen, ihre Schmerzen mental zu beeinflussen. So können sie erfahren und fühlen, dass sie selbst imstande sind, ihre Schmerzen zu kontrollieren – z.B., indem sie sich ablenken. „Selbstwirksamkeit" heißt dieses Gefühl, das Schmerz-Patienten oftmals ihrer „psychosomatischen Intelligenz" danken (7), das aber auch ein guter Schmerz-Therapeut zu vermitteln weiß – durch Psychoedukation. Selbstwirksamkeit besaß auch Immanuel Kant (1724–1804). Als alter Mann gestand er, lebenslang an schmerzhaften Beklemmungen in der Brust gelitten zu haben, die er aber zu beherrschen gelernt hatte – und er fügte hinzu:

„Die Beklemmung ist mir geblieben (…). Aber über ihren Einfluß auf meine Gedanken und Handlungen bin ich Meister geworden, durch Abkehrung der Aufmerksamkeit von diesem Gefühle, als ob es mich gar nichts anginge." (15)

Wie wir im nächsten Kapitel sehen werden, klagen über solche schmerzhaften Beklemmungen nicht selten auch Menschen mit psychosomatischen Herzbeschwerden.

Literatur

1 Casey KL (1999). Forebrain mechanisms of nociception and pain: analysis through imaging. Proc Natl Acad Sci USA; 96: 7668–74.

2 Coghill RC, McHaffie JG, Yen YF (2003). Neural correlates of interindividual differences in the subjective experience of pain. Proc Natl Acad Sci USA; 100: 8538–42.

3 Cook DB, Lange G, Ciccone DS, Liu WC, Steffener J, Natelson BH (2004). Functional imaging of pain in patients with primary fibromyalgia. Rheumatology; 31: 364–78.

4 deCharms RC, Maeda F, Glover GH, Ludlow D, Pauly JM, Soneji D, Gabrieli JD, Mackey SC (2005). Control over brain activation and pain learned by using real-time functional MRI. Proc Natl Acad Sci USA; 102: 18626–31.

5 Derbyshire SW, Whalley MG, Stenger VA, Oakley DA (2004). Cerebral activation during hypnotically induced and imagined pain. Neuroimage; 23: 392–401.

6 Eisenberger NI, Lieberman MD (2004). Why rejection hurts: a common neural alarm system for physical and social pain. Trends Cogn Sci; 8: 294–300.

7 Fazekas C (2006). Psychosomatische Intelligenz. Spüren und Denken – ein Doppelleben. Wien, New York: Springer.

8 Flor H (2003). Wie verlernt das Gehirn den Schmerz? Verletzungsbezogene und therapeutisch induzierte neuroplastische Veränderungen des Gehirns bei Schmerz und psychosomatischen Störungen. In: Schiepek G (Hrsg). Neurobiologie der Psychotherapie. Stuttgart, New York: Schattauer; 213–23.

9 Goldberg RT, Goldstein R (2000). A comparison of chronic pain patients and controls on traumatic events in childhood. Disabil Rehabil; 22: 756–63.

10 Harris RE, Clauw DJ, Scott DJ, McLean SA, Gracely RH, Zubieta JK (2007). Decreased central μ-opioid receptor availability in fibromyalgia. J Neurosci; 27: 10000–6.

11 Hasenbring M (2000). Attentional control of pain and the process of chronification. In: Sandkühler J, Bromm B, Gebhart GF (eds). Nervous System Plasticity and Chronic Pain. Progress in Brain Research; 129. Amsterdam: Elsevier Science B.V.; 525–34.

12 Heinl H, Heinl P (2004). Körperschmerz – Seelenschmerz. Die Psychosomatik des Bewegungssystems. Ein Leitfaden. München: Kösel-Verlag.

13 Hirsch RD (2009). Scherz und Schmerz – Humor als „Analgetikum". Psychotherapie im Alter; 6 (4): 457–68.

14 Julien N, Goffaux P, Arsenault P, Marchand S (2005). Widespread pain in fibromyalgia is related to a deficit of endogenous pain inhibition. Pain; 114: 295–302.

15 Kant I (1797). Von der Macht des Gemüts des Menschen, über seine krankhaften Gefühle durch den blossen Vorsatz Meister zu sein. Hufelands Journal der praktischen Heilkunde; Jahrgang 97(II): 6–22 (Nachdruck in: Werke in 6 Bänden. Bd. 6. Darmstadt: Wissenschaftliche Buchgesellschaft 1998; 371–93).

16 Koyama T, McHaffie JG, Laurenti PJ, Coghill RC (2005). The subjective experience of pain: where expectations become reality. Proc Natl Acad Sci USA; 102: 12950–55.

17 Leknes S, Tracey I (2008). A common neurobiology for pain and pleasure. Nat Rev Neurosci; 9: 314–20.

18 Nakamura Y, Paur R, Zimmermann R, Bromm B (2002). Attentional modulation of human pain processing in the secondary somatosensory cortex: a magnetoencephalographic study. Neurosci Lett; 328: 29–32.

19 Raij TT, Numminen J, Närvänen S, Hiltunen J, Hari R (2005). Brain correlates of subjective reality of physically and psychologically induced pain. Proc Natl Acad Sci USA; 102: 2147–51.

20 Rainville P, Carrier B, Hofbauer RK, Bushnell MC, Duncan GH (1999). Dissociation of sensory and affective dimensions of pain using hypnotic modulation. Pain; 82: 159–71.

21 Resch F (1999). Entwicklungspsychopathologie des Kindes- und Jugendalters. 2. Aufl. Weinheim: Beltz PVU.

22 Rüegg JC (2008). Hirnphysiologische Aspekte psychosomatischer Schmerzen. In: Jenny R, Traber Y (Hrsg). Wo beginnt Heilung? Kritische Ansätze in der Therapie somatoformer Störungen. Berlin: Weissensee Verlag; 19–32.

23 Rüegg JC (2009). Psychosomatik und Neurobiologie chronischer Schmerzen. Psychotherapie im Alter; 6 (4): 385–92.

24 Sandkühler J (2000). Learning and memory in pain pathways. Pain; 88: 113–8.

25 Scott DJ, Stohler CS, Egnatuk CM, Wang H, Koeppe RA, Zubieta JK (2007). Individual differences in reward responding explain placebo-induced expectations and effects. Neuron; 55(2): 325–36.

26 Thieme K, Turk DC, Flor H (2004). Comorbid depression and anxiety in fibromyalgia syndrome: relationship to somatic and psychosocial variables. Psychosom Med; 66: 837–84.

27 Valet M, Sprenger T, Boecker H, Willoch F, Rummeny E, Conrad B, Erhard P, Tolle TR (2004). Distraction modulates connectivity of the cingulo-frontal cortex and the midbrain during pain – an fMRI analysis. Pain; 109: 399–408.

28 Wager TD, Rilling JK, Smith EE, Sokolik A, Casey KL, Davidson RJ, Kosslyn SM, Rose RM, Cohen JD (2004). Placebo-induced changes in FMRI in the anticipation and experience of pain. Science; 303: 1162–67.

29 Wager TD, Scott DJ, Zubieta JK (2007). Placebo effects on human μ-opioid activity during pain. Proc Natl Acad Sci USA; 104: 11056–61.

6 Herz und Psyche

Herzkrank durch emotionalen Stress

Kennen Sie diese Redewendung: „Mir ist vor Schreck beinahe das Herz stehen geblieben"? Oft genügt schon ein falsches Wort. Als junger Arzt stellte der berühmte Psychosomatik-Forscher Thure von Uexküll (1908–2004) in der klinischen Vorlesung einen Patienten mit einer an sich harmlosen Milzschwellung vor; aber statt von Milzvergrößerung zu sprechen, benutzte er den medizinischen Fachjargon „Milztumor" – ohne zu bedenken, dass das Wort „Tumor" auch für „Krebs" verwendet wird. Der Patient aber hatte das Wort in diesem Sinne (miss-)verstanden, als Todesurteil aufgefasst und brach noch während der Untersuchung mit einem Kreislaufkollaps bewusstlos zusammen (39).

Gefühle können, wie wir alle wissen, sehr stark auf das Herz einwirken, was in so mancher Redewendung zum Ausdruck kommt. So kann einem – wie gesagt – „vor Schreck das Herz stillstehen", und bei Trauer wird uns „schwer ums Herz". Doch wenn der Kummer verschwunden ist, „fällt ein Stein vom Herzen", und es „schlägt höher" und „hüpft vor Freude", wie der Volksmund sagt. Doch gar nicht so selten pocht und schmerzt das Herz, wenn man sich aufregt und sich dabei die Herzkranzgefäße verengen. Ein solches seelisches Herzleid hat Goethe in seiner Ode „An Mignon" einfühlsam nachempfunden:

„(…)
Kaum will mir die Nacht noch frommen,
Denn die Träume selber kommen
Nun in trauriger Gestalt,

Und ich fühle dieser Schmerzen,
Still im Herzen
Heimlich bildende Gewalt.
(...)
Niemand ahnet, daß von Schmerzen
Herz in Herzen
Grimmig mir zerrissen ist. "

▶ Manchen Menschen „zerreißt es" – bildlich gesprochen
– bei Herzleid das Herz; sie werden, um mit dem Heidelberger Physiologen Hans Schaefer (1906–2000) zu sprechen, herzkrank durch psychosozialen Stress (31). Seelische
Einflüsse auf das Herz sind nicht auf die leichte Schulter zu
nehmen, insbesondere wenn die Erkrankten ihren Kummer
einfach „herunterschlucken", wie man allgemein sagt.
Schon Shakespeare wusste (33, Macbeth, 4. Aufzug, 3.
Szene):
„Gib Worte deinem Schmerz: Gram, der nicht spricht,
presst das beladne Herz, bis daß es bricht. "
Wahrhaftig bricht es manchen Menschen, vor allem älteren
Frauen, bei seelischem Kummer – etwa nach dem Tod des
vertrauten und geliebten Lebenspartners – und massivem
emotionalen Stress buchstäblich fast das Herz: Sie leiden
am Broken-heart-Syndrom (43, 34), also am Krankheits-
bild des „gebrochenen Herzens", einem schmerzhaften –
potenziell sogar tödlichen – Herzleiden. So wundert es
auch nicht, dass die Sterblichkeit von Witwen und Witwern
drastisch erhöht ist, wie der englische Arzt Colin Murray
Parkes schon Ende der 60er Jahre nachwies (28).
Das Broken-heart-Syndrom wird auch als Stress-Kardio-
myopathie bezeichnet. Bei Überwältigung durch emotionalen Stress können Herz und Kreislauf mit den Stresshormonen Adrenalin und Noradrenalin sowie deren (toxischen)
Abbauprodukten geradezu überflutet werden. Herzschwäche mit Pumpversagen, Brustschmerzen, Atemnot und

Blutdruckabfall können die Folge sein, genau wie bei einem Herzinfarkt, allerdings ohne die entsprechenden organischen Veränderungen in Gefäßen und Herzmuskulatur; die Herzkranzgefäße sind nicht verengt oder gar blockiert. Vielmehr handelt es sich um einen kardiogenen Schockzustand, bedingt durch eine Herzschwäche, die – im Gegensatz zum Herzinfarkt – mit Kardiotonika und beruhigenden Worten therapiert werden kann und sich meistens in wenigen Tagen oder Wochen spontan bessert. Dennoch: Die Symptome sind bedrohlich und sie machen Angst, denn sie ähneln denen einer akuten Herzattacke zum Verwechseln – vor allem, weil die Betroffenen stechende Schmerzen in der Herzgegend empfinden, die bis in Schulter und Arme ausstrahlen und sogar mit prekären Veränderungen im EKG und einer ballonartigen Auftreibung der Herzspitze einhergehen können. Die Kardiologen sprechen dann von „apikaler Ballonierung" oder auch von einer „Tako-Tsubo-Kardiomyopathie". Die im Bereich der Herzspitze erweiterte linke Herzkammer sieht nämlich einem „Tako-Tsubo" ähnlich, einem krugförmigen Gefäß, das japanischen Fischern zum Fangen von Tintenfischen dient.

Ohne Frage handelt es sich bei dieser Erkrankung um ein psychosomatisches Leiden, das, wie so manche Herzprobleme, im Zusammenhang mit der Lebenserfahrung eines Menschen gesehen werden sollte – wobei aber selbstverständlich auch die bedrohlichen organischen Symptome ernst genommen werden müssen (30). Besonders gefährdet sind Menschen, die bereits an einer Koronaren Herzkrankheit, einer krankhaften Verengung und Verkalkung der Herzkranzgefäße (Koronararterien), leiden.

▶ Bei etwa der Hälfte aller Patienten mit Koronarer Herzkrankheit kann akuter psychischer Stress – manchmal genügt schon schnelles, anstrengendes Kopfrechnen – ein Zusammenziehen der Herzkranzgefäße und dadurch eine vorübergehende Durchblutungsstörung im Herzmuskel auslösen. Sind aber die Gefäße bereits durch „Verkalkungen", so genannte arteriosklerotische Plaques, stark eingeengt, so kann selbst ein relativ geringfügiges Zusammenziehen der Gefäßmuskulatur die Blutgefäße vorübergehend auch ganz verschließen. Die kurzen Herzattacken sind oft schmerzlos, können aber auch die für Angina pectoris typischen – in den linken Oberarm ausstrahlenden – Schmerzen auslösen (35, 40). Nicht selten behindern die Durchblutungsstörungen aber auch den elektrischen Stromfluss im Herzen, was schlimmstenfalls das gefürchtete Kammerflimmern auslöst. Die einzelnen Herzmuskelfasern pulsieren dann nicht mehr regelmäßig. Vielmehr zucken sie chaotisch durcheinander, das Herz kann nicht mehr genügend Blut durch den Körper pumpen, so dass das Gehirn zu wenig Blut und Sauerstoff bekommt. Der Patient wird bewusstlos und stirbt innerhalb weniger Minuten, sofern sein Herz nicht durch einen gezielten Stromstoß wieder in den richtigen Takt gelangt.

Schon in den 90er Jahren untersuchte der amerikanische Herzforscher James E. Skinner an Schweinen, welche Hirnregionen wohl bei diesen Vorgängen eine Rolle spielen könnten. Dazu verschloss er jeweils ein Herzkranzgefäß, um den Zustand eines Patienten mit Koronarer Herzkrankheit zu simulieren. Dann implantierte er bei einigen seiner Versuchstiere im Gehirn Kühlelemente. Damit blockierte er diejenigen Nervenleitungen, die vom Stirnhirn zu Amygdala, Hypothalamus und Hirnstamm verlaufen. Wurden die Tiere der Kontrollgruppe gestresst, so verursachte dies ein meist tödliches Kammerflimmern. Die Schweine mit Kälteblockade der Nerven blieben hingegen verschont. Umgekehrt löste die elektrische Reizung bestimmter Hirnregionen des Stirnhirns bei den Tieren Herzjagen, aber auch Rhythmusstörungen bis hin zum plötzlichen Herztod aus. Offenbar scheint also das Frontalhirn bei akutem Stress maßgeblich am Kammerflimmern mitzuwirken (36). Es steht mit den Neuronen des Sympathikus im Rückenmark in Verbindung, die – zusammen mit dem 10. Hirnnerv (Vagusnerv) – die Aktivität des Herzmuskels beeinflussen (1). Damit ist auch ein Weg vorgezeichnet, auf dem Gehirn und Geist gegebenenfalls beruhigend auf das Herz einwirken könnten – etwa beim Autogenen Training und anderen autosuggestiven Therapien (7).

Der Sympathikus entspringt im Brust- und Lendenbereich des Rückenmarks und verläuft wie eine Strickleiter entlang der Wirbelsäule. Bei erhöhter Sympathikusaktivität steigt der Puls, das Herz pocht stärker, und die Förderleistung der Blutpumpe nimmt zu; sie kann sich sogar verfünffachen und den Blutdruck steigen lassen. Die Aktivität der (parasympathischen) Fasern des Vagusnervs hingegen senkt den Puls und drosselt die Leistung, im Extremfall bis zum Herzstillstand. Nur das harmonische Zusammenspiel von Sympathikus und Parasympathikus (bzw. Vagusnerv) garantiert den ruhigen, regelmäßigen Puls. Bei Gesunden sind die Aktivitäten im vegetativen Nervensystem harmonisch ausgewogen; bei „vegetativ labilen" Menschen überwiegen jedoch häufig die sympathischen oder die parasympathischen Reaktionen.[1]

▶ Das vegetative Nervensystem heißt auch autonomes Nervensystem, weil es viele Körperfunktionen unwillkürlich und unbewusst steuert. Psychosozialer Stress, Ärger beispielsweise, verursacht ganz ohne Zutun unseres Wil-

---

[1] Liegt eine Unterfunktion des Parasympathikus vor, spricht man von einer autonomen Dysfunktion. Dafür symptomatisch ist die – bei einem chronischen Herzleiden ominöse – Abnahme der so genannten Herzratenvariabilität, also der natürlichen Schwankungsbreite der Pulsfrequenz (26).

lens über eine Sympathikusaktivierung vorübergehende Verengungen der Herzkranzgefäße und Durchblutungsstörungen des Herzmuskels. Und dies ist – wie bereits erwähnt – ganz besonders bei denjenigen Kranken der Fall, die bereits an einer arteriosklerotischen Verengung der Herzkranzgefäße leiden (29). Somit ist bei diesen Herzkranken das Risiko eines Herzinfarkts in den Stunden nach einem heftigen Ärger sehr stark erhöht (23). Wenn sich nämlich die Blutgefäße zusammenziehen, können sich an der Gefäßwand haftende arteriosklerotische Gerinnsel ablösen und das Gefäß regelrecht verstopfen, zumal durch Stress auch die Gerinnungsfähigkeit des Blutes erhöht ist (41, 38). Infolgedessen wird ein Teil des Herzmuskels dauerhaft von der Blutversorgung abgeschnitten und stirbt ab. So entsteht ein – oft tödlicher – Herzinfarkt (6).

Erheblicher emotionaler Stress ist vermutlich gar nicht so selten der eigentliche Auslöser eines Herzinfarkts. Beispielsweise sagten von den 224 Untersuchten einer mehrjährigen Studie mehr als die Hälfte, sie seien in den Stunden vor dem Infarkt ungewöhnlich aufgeregt und gestresst gewesen, berichteten Philip Strike und Andrew Steptoe vom University College London (37). Solche Studien lassen erkennen, wie sehr Psyche und Körper aufeinander einwirken. Damit wird aber auch verständlich, dass so manche Herzprobleme nicht einfach nur Ausdruck eines Organdefekts – eines „Maschinenschadens der Blutpumpe" – sind, sondern vielmehr im Zusammenhang mit den Lebenserfahrungen und der Persönlichkeit eines Menschen gesehen werden sollten.

Bereits in den 70er Jahren vermuteten die amerikanischen Herzspezialisten Meyer Friedman und Ray Rosenman, Menschen mit der so genannten A-Typ-Persönlichkeit, also mit Ehrgeiz und „Biss", hätten ein wesentlich höheres Herzinfarkt-Risiko. Dies habe sich zwar nicht bestätigt, dafür sei aber bei diesen Personen die Wahrscheinlichkeit erhöht, schon in jüngeren Jahren eine Herzattacke zu erleiden, meint der englische Kardiologe John Gallacher (10). A-Typ-Persönlichkeiten neigen zu aggressivem Verhalten, und deshalb sind sie auch andauernd gestresst. Sie ärgern sich nicht nur häufiger über andere, sondern zeigen – von Misstrauen geprägt – ihnen gegenüber auch eine negative, ja oft sogar feindselige Einstellung. In den USA werden offenbar etwa 15 % aller Herzattacken durch Ärger oder Überanstrengung ausgelöst (40).

Erhöht also das Persönlichkeitsmerkmal „Feindseligkeit" die Wahrscheinlichkeit eines Infarkts und damit die Sterblichkeit, wie der amerikanische Epidemiologe Ichiro Kawachi vermutete (19)? Das wird kontrovers diskutiert. Unumstritten ist, dass chronischer und akuter Stress, vor allem aber Ärger das Risiko für eine Koronare Herzkrankheit vergrößern (20, 4), die leider nur allzu oft in einen tödlichen Herzinfarkt mündet – manchmal aber auch „nur" die Symptome einer Angina pectoris auslöst. Infolge der arteriosklerotischen „Verkalkung" und Verengung der Herzkranzgefäße von Patienten mit Koronarer Herzerkrankung gelangt bei körperlicher Anstrengung nicht ausreichend mit Sauerstoff gesättigtes Blut in die Herzmuskulatur. Der erhöhte Sauerstoffbedarf der angestrengt arbeitenden „Blutpumpe" wird somit nicht gedeckt, das Herz leidet unter Sauerstoffmangel, einer so genannten Hypoxämie. Deshalb entstehen bei körperlicher Belastung, oft schon beim Treppensteigen, die für Angina pectoris[2] typischen, in den linken Oberarm ausstrahlenden Schmerzen in der Brust. Die gute Nachricht: Krankhafte (arteriosklerotische) Verengungen der Herzkranzgefäße können sich bei einem stress-

---

[2] Es handelt sich hierbei um die „stabile Angina pectoris" (wörtlich: „Einengung der Brust"), die, im Gegensatz zur „unstabilen Angina", nur bei körperlicher Anstrengung auftritt.

freien, gesunden Lebensstil im Verlauf von etwa fünf Jahren auch wieder zurückbilden (27).

Chronischer Stress gilt generell als wichtiger Auslöser für Bluthochdruck, der seinerseits das Risiko für eine Koronare Herzkrankheit und einen Herzinfarkt erhöht. Allerdings mehren sich in jüngster Zeit die Hinweise darauf, dass nur eine besondere Art des Stresserlebens hier tatsächlich schadet, nämlich der „negative affect". Menschen mit diesem Persönlichkeitsmerkmal sind überdurchschnittlich ängstlich, angespannt und depressiv. Eine über 13 Jahre dauernde prospektive Studie belegte, dass derart chronisch gestresste Menschen fast doppelt so anfällig für Bluthochdruck sind als Vergleichspersonen (16). Chronischer Stress kann aber nicht nur das Risiko erhöhen, am Herzen zu erkranken, sondern auch eine Depression zur Folge haben. Und: Depressive Menschen tragen ebenfalls ein deutlich erhöhtes Risiko, am Herzen zu erkranken (32).

▶ Der enge Zusammenhang von Depression und Herzerkrankung (Herzleid) wurde schon vor Jahren im Rahmen einer Evidenz-basierten Studie belegt (13). Wie Nancy Frasure-Smith und ihre Kollegen von der kanadischen McGill University herausfanden, verringert eine klinische Depression auch die Genesungschancen der Herz-Patienten nach einem Herzinfarkt. Sie erhöht die Sterblichkeit, und die Gefahr, weitere Infarkte zu erleiden, erhöht sich sogar auf das Fünffache. Depressives Verhalten ist also ein Indikator einer schlechten Prognose – übrigens auch im Falle einer chronischen Herzschwäche (Herzinsuffizienz), die ja oft auch die Folge einer Koronaren Herzerkrankung ist (9). Eine Depression kann jedoch eine chronische Herzerkrankung nicht nur verschlimmern, sondern auch deren Folge sein (8, 12). Manche Herzkranken werden nämlich ängstlich und (sehr) depressiv, und der „negative Affekt" verschlechtert dann wiederum ihre Gesundheit, ein wahrer

Teufelskreis. Somit ist aus psychischen und nicht nur aus physischen Gründen die Lebensqualität bei chronischen Erkrankungen des Herzens oft deutlich vermindert (17).

Aus dem Gesagten wird wohl ersichtlich, wie wichtig Persönlichkeitsstruktur und Verhalten – vor allem unsere inneren Einstellungen und die Art, wie wir denken – für die Gesundheit des Herz-Kreislauf-Systems sein können. Unter diesem Aspekt scheint nach heutiger Auffassung als Ergänzung zur medikamentösen Therapie auch eine Kognitive Verhaltenstherapie sinnvoll, in deren Verlauf Herz-Patienten beispielsweise lernen können, den Mitmenschen gegenüber eine weniger kompetitive und damit auch weniger aggressive bzw. feindselige Einstellung zu erlangen (4). Andererseits könnten Depressive erlernen, positive Erlebnisse im Leben mit größerer Aufmerksamkeit wahrzunehmen (14).

Das erfordert ein Umdenken, aber auch ein besseres „Stress-Management", wobei Patienten herausfinden sollten, wie sie ihren spezifischen seelischen Stress identifizieren können, um dann besser mit ihm umgehen zu können. Wie der an der amerikanischen Duke University tätige Psychiater James Blumenthal (2) berichtet, verbessert ein gutes Stress-Management die Prognose von Patienten mit Koronarer Herzkrankheit sogar noch mehr als eine gesunde körperliche Aktivität wie beispielsweise täglicher (kurz dauernder) Ausdauersport.

Mit dem Begriff „seelischer Stress" kann auch ein innerer Zustand der Hoffnungslosigkeit gemeint sein – etwa die Befürchtung, den gestellten Anforderungen im Privatleben und im Beruf nicht genügen zu können. Dies wird häufig als „Jobstrain" bezeichnet. Das Talent des Arztes, seinem Patienten Hoffnung zu geben, ist dann besonders wichtig. Gewiss aber ist die Fähigkeit, mit Stress umzugehen (Stress-Coping), bei jenen Herzkranken besser, die einen starken Rückhalt in ihrem sozialen Umfeld und „Ansprache" durch enge Vertraute haben. So wird auch verständlich, warum verheiratete Herz-Patienten (oder solche mit Lebenspartnern) im Durchschnitt eine viel bessere Prognose haben als Alleinstehende, vor allem dann, wenn diese nur ungenügend sozial integriert sind (41).

▶ Bei Menschen, die alleine leben, ist das Risiko eines „akuten Koronarsyndroms" – einer (unstabilen) Angina pectoris oder eines Herzinfarktes – doppelt so hoch wie bei anderen (25). Allerdings erweist sich bei etwa einem Drittel aller als Notfall mit dem Verdacht auf Herzinfarkt in die Notfallambulanz eingewiesenen Patienten der vermeintliche Herzschlag nach einer eingehenden Untersuchung bald als – psychogene – Panikattacke, verbunden mit Todesangst, Herzschmerzen, Kurzatmigkeit und rasendem Puls. Wenn Ärzte bei Herzschmerzen keinen medizinisch-körperlichen Befund erheben können, so sprechen sie gewöhnlich von „funktionellen" oder „psychosomatischen Herzbeschwerden". In der Regel verspüren die Betroffenen dabei auch bei körperlicher Ruhe plötzlich auftretende, jedoch höchstens einige Sekunden dauernde stechende Schmerzen in der Herzgegend, manchmal aber auch „nur" einen dumpf-schmerzenden Druck im Bereich des Herzens, der dann allerdings länger anhält und oftmals – genau wie bei Angina pectoris – in den linken Arm ausstrahlen kann. Oft kommt deshalb zum Schmerz auch noch die panische Angst vor einem Herzanfall hinzu – vor Angina pectoris oder gar einem Herzinfarkt. Der „Paniker" hat Todesangst, er ringt nach Luft, sein Herz rast und schmerzt. Danach fürchtet er sich immer wieder vor dem nächsten Anfall. So entsteht eine Herzphobie, eine Art Erwartungsangst. „Die Angst vor der Angst zieht die Angst herbei" (21).
In einer Kognitiven Verhaltenstherapie können Patienten mit solchen funktionellen Herzstörungen („irritable heart") oftmals beruhigt und überzeugt werden, dass ein rasender

Puls an sich nicht gefährlich ist (5). Tatsächlich leiden sogar manche Menschen ohne jede Furcht an Herzjagen, kurz dauernden (so genannten paroxysmalen) Tachykardien und Herzrhythmusstörungen. Die Betroffenen haben dabei Atemnot, Herzklopfen, Blutdruckanstieg und andere Symptome einer Übererregung des Sympathikus. Sind solche Attacken eine Spätfolge frühkindlicher Traumen (15), insbesondere von Beziehungsstörungen zwischen Mutter und Kind, wie die Züricher Psychoanalytikerin Verena Kast vermutet (18)? Freilich sollte ein Therapeut nicht nur an psychosoziale, sondern auch an biologische, „körperliche" Faktoren denken, die einer Veranlagung zu Panikstörungen zugrunde liegen könnten.

Möglicherweise entstehen die kurz dauernden Angstanfälle aufgrund einer übersteigerten neuronalen Aktivität in den Angstzentralen des Gehirns, insbesondere des blauen Kerns (Locus coeruleus) im Hirnstamm (11). Bei Patienten mit Panikstörungen reagieren dieser Hirnkern sowie bestimmte Teile der Großhirnrinde überempfindlich auf Stressreize; die entsprechenden neuronalen Schaltkreise werden also schon bei alltäglichen Stressoren höchst aktiv: Sie senden Signale ans Präfrontalhirn, welches dann, wie oben besprochen, via Amygdala, Hypothalamus und Sympathikus auf das Herz einwirkt und eine panische Stressreaktion hervorruft. Allerdings weist das Gehirn von Panik-Patienten noch weitere Besonderheiten auf. So wurde entdeckt, dass der Schläfenlappen solcher Personen auffallend weniger voluminös ist als bei Gesunden (42), wohingegen in großen Hirnbereichen ein Mangel an Rezeptoren für Serotonin (24) und angstlösende (endogene) Benzodiazepine herrscht (3). Es handelt sich um Rezeptoren, die nicht nur auf anxiolytische Medikamente, sondern auch auf den Neurotransmitter Gamma-Aminobuttersäure (GABA) ansprechen (22). Dementsprechend kann GABA ihre – in der Amygdala gewöhnlich beruhigende – Wirkung nur unzureichend ausüben. Infolgedessen wird bei Panikern die „Angstzentrale" im Mandelkern übererregbar, sie schlägt schon aus dem geringsten Anlass und manchmal auch „wie aus heiterem Himmel", ohne jeden ersichtlichen Grund plötzlich Alarm und veranlasst so Herzrasen und andere Symptome einer Panikattacke.

Die meisten Menschen reagieren bei Angst und Schrecken gewöhnlich mit einer Erhöhung von Puls und Blutdruck – allerdings nicht immer. Nicht wenige Menschen kollabieren, und sie können sogar ohnmächtig werden, weil – infolge einer Überaktivierung des Parasympathikus – Herzfrequenz und Blutdruck sinken. Dies zeigt auch die zu Beginn dieses Kapitels erwähnte Anekdote, die von Thure von Uexküll erzählt wurde und zugleich illustriert, wie katastrophal die unbedachten Bemerkungen eines Arztes und insbesondere die von ihm ungeschickt mitgeteilte Diagnose beim Patienten wirken können. Sie machen Angst.

Literatur

1 Bacon SJ, Smith AD (1993). A monosynaptic pathway from an identified vasomotor centre in the medial prefrontal cortex to an autonomic area in the thoracic spinal cord. Neuroscience; 54: 719–28.

2 Blumenthal JA, Jiang W, Babyak MA, Krantz DS, Frid DJ, Coleman RE, Waugh R, Hanson M, Appelbaum M, O'Connor C, Morris JJ (1997). Stress management and exercise training in cardiac patients with myocardial ischemia. Effects on prognosis and evaluation of mechanisms. Arch Int Med; 157: 2213–23.

3 Bremner JD, Innis RB, White T, Fujita M, Silbersweig D, Goddard AW, Staib L, Stern E, Cappiello A, Woods S, Baldwin R, Charney DS (2000). SPECT [I-123] iomazenil measurement of the benzodiazepine receptor in panic disorder. Biol Psychiatry; 47: 96–106.

4 Chida Y, Steptoe A (2009). The association of anger and hostility with future coronary heart disease: a meta-analytic review of prospective evidence. J. Am Coll Cardiol; 53(11): 936–46.

5 Clark DM, Salkowskis PM, Hackmann A, Middleton H, Anastasiades P, Gelder M (1994). A comparison of cognitive therapy, applied relaxation and imipramine in the treatment of panic disorder. Br J Psychiatry; 164: 759–69.

6 Corti R, Fuster V, Badimon JJ (2003). Pathogenetic concepts of acute coronary syndromes. J Am Coll Cardiol; 41 (4 Suppl S): 7S–14S.

7 Feld M, Rüegg JC (2004). Eine Sache des Herzens. Gehirn & Geist; 2: 43–7.

8 Frasure-Smith N, Lesperance F (2003). Depression and other psychological risks following myocardial infarction. Arch Gen Psychiatry; 60: 627–36.

9 Frasure-Smith N, Lesperance F, Juneau M, Talajic M, Bourassa MG (1999). Gender, depression, and one-year prognosis after myocardial infarction. Psychosom Med; 61: 26–37.

10 Gallacher JE, Sweetnam PM, Yarnell JW, Elwood PC, Stansfeld SA (2003). Is type A behavior really a trigger for coronary heart disease events? Psychosom Med; 65: 339–46.

11 Goddard AW, Charney DS (1997). Toward an integrated neurobiology of panic disorder. J Clin Psychiatry; 58, Suppl 2: S4–S11.

12 Havranek EP, Ware MG, Lowes BD (1999). Prevalence of depression in congestive heart failure. Am J Cardiol; 84: 348–50, A9.

13 Hemingway H, Marmot M (1999). Psychosocial factors in the aetiology and prognosis of coronary heart disease: systematic review of prospective cohort studies. Br Med J; 318: 1460–7.

14 Hollon SD (1998). What is cognitive behavioural therapy and how does it work? Curr Opin Neurobiol; 8: 289–92.

15 Jacobs WJ, Nadel L (1999). The first panic attack: a neurobiological theory. Can J Exp Psychol; 53: 92–107.

16 Jonas BS, Lando JF (2000). Negative affect as a prospective risk factor for hypertension. Psychosom Med; 62: 188–96.

17 Jünger J, Schellberg D, Kraemer S, Haunstetter A, Zugck C, Herzog W, Haass M (2002). Health related quality of life in patients with congestive heart failure: comparison with other chronic diseases and relation to functional variables. Heart; 87: 235–41.

18 Kast V (1994). Vater-Töchter, Mutter-Söhne – Wege zur eigenen Identität aus Vater- und Mutterkomplexen. Stuttgart: Kreuz Verlag.

19 Kawachi I, Sparrow D, Spiro A 3rd, Vokonas P, Weiss ST (1996). A prospective study of anger and coronary heart disease. The normative aging study. Circulation; 94: 2090–5.

20 Krantz DS, McCeney MK (2002). Effects of psychological and social factors on organic disease: a critical assessment of research on coronary heart disease. Ann Rev Psychol; 53: 341–69.

21 Luban-Plozza B, Laederach-Hofmann K, Knaak L, Dickhaut HH (2002). Der Arzt als Arznei – Das therapeutische Bündnis mit dem Patienten. 8. Aufl. Köln: Deutscher Ärzte-Verlag; 152–3.

22 Malizia AL, Cunningham VJ, Bell CJ, Liddle PF, Jones T, Nutt DJ (1998). Decreased brain GABA(A)-benzodiazepine receptor binding in panic disorder: preliminary results from a quantitative PET study. Arch Gen Psychiatry; 55: 715–20.

23 Mittleman MA, Maclure M, Sherwood JB, Mulry RP, Tofler GH, Jacobs SC, Friedman R, Benson H, Muller JE (1995). Triggering of acute myocardial infarction onset by episodes of anger. Determinants of myocardial infarction onset study investigators. Circulation; 92: 1720–5.

24 Neumeister A, Bain E, Nugent AC, Carson RE, Bonne O, Luckenbaugh DA, Eckelman W, Herscovitch P, Charney DS, Drevets WC (2004). Reduced serotonin type 1A receptor binding in Panic disorder. J Neurosci; 24: 589–91.

25 Nielsen K M, Faergeman O, Larsen M L, Foldspang A (2006). Danish singles have a twofold risk of acute coronary syndrome: data from a cohort of 138 290 persons. J Epidem Commun Health; 60: 721–8.

26 Nolan J, Batin PD, Andrews R, Lindsay SJ, Brooksby P, Mullen M, Baig W, Flapan AD, Cowley A, Prescott RJ, Neilson JM, Fox KA (1998). Prospective study of heart rate variability and mortality in chronic heart failure: results of the United Kingdom heart failure evaluation and assessment of risk trial (UK-heart). Circulation; 98: 1510–6.

27 Ornish D, Scherwitz LW, Billings JH, Gould KL, Merritt TA, Sparler S, Armstrong WT, Ports TA, Kirkeeide RL, Kogeboom C, Brand RJ (1998). Intensive lifestyle changes for reversal of coronary heart disease. JAMA; 280: 2001–7.

28 Parkes CM, Benjamin B, Fitzgerald RG (1969). A broken heart: a statistical study of increased mortality among widowers. Br Med J; 1: 740–3.

29 Rozanski A, Blumenthal JA, Kaplan J (1999). Impact of psychological factors on the pathogenesis of cardiovascular disease and implications for therapy. Circulation; 99: 2192–217.

30 Rüegg JC (2007). Gebrochene Herzen. Psychologie Heute; 10: 52–3.

31 Schaefer H (1990). Das Prinzip Psychosomatik. Heidelberg: Verlag für Medizin Dr. Ewald Fischer.

32 Sesso HD, Kawachi I, Vokonas PS, Sparrow D (1998). Depression and the risk of coronary heart disease in the Normative Aging Study. Am J Cardiol; 82: 851–6.

33 Shakespeare W (1943). Macbeth. In: Shakespeares dramatische Werke, übers. v. Schlegel AW v, Tieck L. Bd. 2. Basel: Birkhäuser.

34 Sharkey SW, Lesser JR, Zenovich AG, Maron MS, Lindberg J, Longe TF, Maron BJ (2005). Acute and reversible cardiomyopathy provoked by stress in women from the United States. Circulation; 111: 472–9.

35 Sheps DS, McMahon RP, Becker L, Carney RM, Freedland KE, Cohen JD, Sheffield D, Goldberg AD, Ketterer MW, Pepine CJ, Raczynski JM, Light K, Krantz DS, Stone PH, Knatterud GL, Kaufmann PG (2002). Mental stress-induced ischemia and all-cause mortality in patients with coronary artery disease: Results from the Psychophysiological Investigations of Myocardial Ischemia study. Circulation; 105: 1780–4.

36 Skinner JE (1996). Cerebral autonomic regulation underlying cardiovascular disease. In: Robertson D, Low PA, Polinsky RJ (eds). Primer on the Autonomic Nervous System. London: Academic Press Limited; 153–6.

37 Strike PC, Steptoe A (2005). Behavioral and emotional triggers of acute coronary syndromes: a systematic review and critique. Psychosom Med; 67: 179–86.

38 Strike PC, Magid K, Whitehead DL, Brydon L, Bhattacharyya MR, Steptoe A (2006). Pathophysiological processes underlying emotional triggering of acute cardiac events. Proc Natl Acad Sci USA; 103: 4322–7.

39 Uexküll T v (1986). Geleitwort. In: Verres R. Krebs und Angst. Subjektive Theorien von Laien über Entstehung, Vorsorge, Früherkennng, Behandlung und die psychosozialen Folgen von Krebserkrankungen. Berlin, Heidelberg, New York: Springer; V–XIII.

40 Verrier RL, Mittleman MA (2000). The impact of emotions on the heart. In: Mayer EA, Saper CB (eds). The Biological Basis for Mind Body Interactions. Progress in Brain Research; 122. Amsterdam: Elsevier Science B.V.; 369–80.

41 von Känel R, Mills PJ, Fainman C, Dimsdale JE (2001). Effects of psychological stress and psychiatric disorders on blood coagulation and fibrinolysis: a biobehavioral pathway to coronary artery disease? Psychosom Med; 63: 531–44.

42 Vythilingam M, Anderson ER, Goddard A, Woods SW, Staib LH, Charney DS, Bremner JD (2000). Temporal lobe volume in panic disorder – a quantitative magnetic resonance imaging study. Psychiatry Res; 99: 75–82.

43 Wittstein IS, Thiemann DR, Lima JA, Baughman KL, Schulman SP, Gerstenblith G, Wu KC, Rade JJ, Bivalacqua TJ, Champion HC (2005). Neurohumoral features of myocardial stunning due to sudden emotional stress. N Engl J Med; 352: 539–48.

7 Die Angst verlernen

Neue Erkenntnisse aus der Hirnforschung

„Kannst nichts ersinnen für ein krank Gemüt?
Tief wurzelnd Leid aus dem Gedächtnis reuten?
Die Qualen löschen, die ins Hirn geschrieben?"
(Shakespeare, Macbeth)[1]

Angst! Diese Emotion dürfte für unsere Vorfahren in der freien Wildbahn lebensrettend gewesen sein, wenn ein nicht vertrautes Geräusch, der Angstlaut eines Tieres oder der Anblick des Fressfeindes Gefahr signalisierte und reflexartig eine Angst- und Fluchtreaktion auslöste. Auch der heutige Mensch trägt dieses evolutionäre Erbe noch in sich und reagiert daher mit einem reflexartig ausgelösten Verhalten, wenn er auf einem Waldspaziergang beim unvermuteten Gebell eines Hundes zusammenzuckt, beim plötzlichen Anblick einer im Laub raschelnden Schlange erstarrt oder nachts im Bett bei einem Geräusch im Haus erschrickt und Herzklopfen bekommt, noch bevor er die Angst fühlt und Verdacht schöpft. In solchen Fällen wird die Angstreaktion eines Menschen ganz unbewusst ausgelöst, auch wenn er nachträglich meint, er erschrecke und habe Herzklopfen, *weil* er Angst habe. Angst ist sinnvoll, denn sie warnt vor drohender Gefahr. „Grundlose" übertriebene Angst kann allerdings krank machen. Man denke z. B. an Angst- und Panikattacken, aber auch an Phobien und andere „erlernte" Ängste.

---

[1] 5. Aufzug, 3. Szene (28)

▶ Angst bleibt im Gedächtnis. „Ein gebranntes Kind fürchtet das Feuer", sagt der Volksmund. Auch Erwachsene kennen erlernte Angst. Wer nach einem furchterregenden, lebensbedrohlichen Erlebnis an einer Posttraumatischen Belastungsstörung leidet, muss bekanntermaßen Angst und Schrecken immer wieder erleben – ungewollt. Und wer nach einem Stromausfall stundenlang in einem steckengebliebenen Fahrstuhl hilflos ausharren musste, der ängstigt sich danach vielleicht noch jahrelang davor, je wieder in einem Aufzug zu fahren. Möglicherweise wird er sich sogar überhaupt vor engen Räumen fürchten. Nicht wenige Menschen leiden unter einer solchen Klaustrophobie. Weit verbreitet sind auch andere Angstkrankheiten (Phobien) wie Platzangst, Examensangst, Höhenangst, Flugangst, Angst vor Herzinfarkt oder „Lampenfieber", die sämtlich Herzklopfen, Blutdruckanstieg und Atemnot auslösen.

Genauso wie Furcht vor Schlangen und Spinnen sind diese Ängste erlernt – und sie halten sich hartnäckig. Denn sie schlummern im Unbewussten – unverbrüchlich eingebrannt im emotionalen Gedächtnis für Furcht, genauer gesagt: in den neuronalen Netzwerken der Amygdala.[2] Unbewusste, angsterregende traumatische Erinnerungen, die von der Amygdala gebildet werden, bleiben uns wahrscheinlich lebenslang erhalten. „Die Amygdala vergisst nicht", sagen Neuropsychologen deshalb – oder vielleicht doch?

Mit dem Betablocker Propranolol, der von manchen Ärzten auch als Mittel gegen Herzrasen und hohen Blutdruck eingesetzt wird, kann eine erlernte Angst vor Spinnen anscheinend definitiv gelöscht werden. Dies berichtete die an der Universität Amsterdam forschende Neuropsychologin Merel Kindt (13). Propranolol und andere Betablocker

---

[2] An einer Spinnenphobie kann allerdings auch der präfrontale Kortex beteiligt sein (20, 30, s. Kap. 10, S. 144).

sind Medikamente, die die Wirkung der Stresshormone Adrenalin und Noradrenalin hemmen. Sie wirken vor allem auf das Herz, blockieren aber auch Betarezeptoren im Mandelkern (Amygdala), der das emotionale Gedächtnis für Angst beherbergt.

Die niederländische Forscherin untersuchte 60 freiwillige Versuchspersonen, denen sie auf dem Bildschirm eines Computers immer wieder zwei verschiedene Fotos von Spinnen zeigte. Beim Betrachten des einen Bildes erhielten die Probanden jeweils einen etwas unangenehmen elektrischen Schock am linken Handgelenk; sie blinzelten dabei mit den Augen und reagierten damit wie erwartet mit einer leichten Angst- und Schreckreaktion, die durch die (elektromyographische) Registrierung des Lidschlagreflexes objektiv erfasst werden konnte. Mit der Zeit erschraken die Probanden schon beim bloßen Anblick des betreffenden Bildes; sie zwinkerten unwillkürlich mit den Augen – auch ohne Stromstoß. Offenbar war jetzt die Furchtreaktion, der Lidschlagreflex, konditioniert – ähnlich wie der berühmte Pawlow'sche Reflex. Auch am Tag danach löste der Blick auf das Bild der „bösen" Spinne immer noch den konditionierten Lidschlagreflex und Angst aus, während das andere, „neutrale" Spinnen-Bild die Probanden völlig „kalt" ließ. Die Angst vor der „bösen" Spinne war somit erlernt, sie hatte sich gleichsam ins Furchtgedächtnis eingegraben. Dann erhielten einige der konditionierten Versuchsteilnehmer eine Tablette Propranolol verabreicht, und nach etwa einer halben Stunde mussten sie noch einmal einen Blick auf das Foto der Spinne werfen. Wie erwartet, provozierten sie auf diese Weise erneut die erlernte Furchtreaktion. Erst 24 Stunden später zeigte das eingenommene Medikament eine Wirkung – allerdings eine erstaunliche: Die Probanden mussten beim Anblick der Spinne nicht mehr erschreckt mit der Wimper zucken. Die Furcht war weg, sie konnte auch nicht mehr reaktiviert werden – so, als ob das Furchtgedächtnis durch das Medikament innerhalb von 24 Stunden gelöscht worden wäre. Rätselhaft war indessen, wieso sich bei der Präsentation des Fotos mit der Spinne die anderen Versuchsteilnehmer immer noch fürchten mussten, die zwar die Pille ebenfalls geschluckt hatten, es jedoch versäumten, gleich danach einen Blick auf das Bild der Spinne zu werfen und so ihr Furchtgedächtnis zu reaktivieren. Warum verfehlte das Medikament gerade bei ihnen seine Wirkung?

Experimente mit Tieren des bekannten US-Emotionsforschers Joseph LeDoux und seines Kollegen Karim Nader erhellen den komplizierten Wirkungsmechanismus von Propranolol (4, 19). Genauso wie Menschen leiden auch Ratten und Mäuse unter erworbenen Furchtreaktionen. So können Ratten die Angst vor Pieptönen durch Konditionierung erlernen. Dabei werden Synapsen – die Kontakte zwischen Neuronen – im Mandelkern nachhaltig verändert, auch strukturell. Bildlich gesprochen, wird die Angst damit ins emotionale Gedächtnis eingraviert – als Engramm, als physiologische Spur im Gedächtnis. Durch einen „Gedächtnisabruf", etwa beim Hören von Pieptönen, wird die Furcht reaktiviert; gleichzeitig „lockern" sich aber im Mandelkern überraschenderweise die durch den Lernvorgang neu geknüpften synaptischen Verbindungen. Würden sich die nunmehr labilen Synapsen nach dem „Wiedererleben der Angst" nicht wie gewöhnlich durch körpereigene biochemische Prozesse wieder verfestigen – „rekonsolidieren" wie es in der Fachsprache heißt –, so würde sich mit der Zeit die Gedächtnisspur der Angst verwischen und damit das Furchtgedächtnis gelöscht (5). Und genau das passiert offenbar, wenn die Rekonsolidierung durch bestimmte Interventionen gehemmt wird, etwa mit Propranolol wie LeDoux und sein Kollege Debiec herausgefunden haben (4). Indem Betablocker die Rekonsolidierung des abgerufenen emotionalen Gedächtnisinhaltes hemmen, können sie eine konditionierte Angstreaktion auf Dauer verhindern und die Angst löschen – auch beim Menschen (13).

Keine Auswirkungen hat Propranolol hingegen auf das Gedächtnis für erworbenes Wissen und autobiographische Erinnerungen, das in der assoziativen Großhirnrinde gelegen ist: Auch nach der Behandlung mit dem Betablocker erinnerten sich die Versuchspersonen noch bis ins Detail an den Versuchsablauf. Sie assoziierten mit dem unangenehmen elektrischen Reiz am Handgelenk ein bestimmtes Bild der Spinne. Aber: Sie zuckten dabei nicht mit der Wimper; die im emotionalen Gedächtnis verankerte Spinnenangst war verschwunden – definitiv (13). Nun hofft Merel Kindt, durch ihre Studien einer nachhaltigen, medikamentös unterstützten Verhaltenstherapie von Angstkrankheiten neue Wege öffnen zu können. Die traditionelle, ausschließlich verhaltenstherapeutische Behandlung von Phobien (20, 30) zeitige zwar ebenfalls gute Erfolge. Doch sei danach nicht selten mit Rückfällen zu rechnen, meint Kindt (13).

In ähnlichem Sinne äußerte sich der Ulmer Psychiater Manfred Spitzer. Er geht davon aus, dass es im sicheren Setting einer Therapie zum Wieder-Erleben von Ängsten kommen könne und damit wohl auch zur Labilisierung von Synapsen. Durch eine Kombination von Psychotherapie und Pharmakotherapie ließe sich, so Spitzers Hypothese, eventuell die Rekonsolidierung der Synapsen hemmen. Und „damit sollten die durch das Gespräch erneut labilisierten, im (Furcht-)Gedächtnis eingegrabenen Gedächtnisspuren gleichsam gelöscht werden können" (29). Von der Angst gäbe es dann keine Spur mehr; sie wäre wieder verlernt.

Emotionale Gedächtnisinhalte geraten beim affektiven Wieder-Erleben allerdings nicht nur in einen labilen Zustand, sie können sich bei der Rekonsolidierung auch verändern; die fragilen Gedächtnisspuren würden quasi überschrieben – „updated" – wird vermutet (31; vgl. auch Kap. 2, S. 23f). Lassen diese Erkenntnisse vielleicht auch die

Wirkungsweise einer Psychotherapie aus einer neurobiologischen Perspektive verstehen? Wenn nämlich während eines psychotherapeutischen Gesprächs tief im emotionalen Gedächtnis eingegrabene traumatische Erlebnisse und Ängste der frühen Kindheit „hochkommen" – und zwar dermaßen stark, dass sie vegetative Angstreaktionen hervorrufen –, so werden vielleicht gerade dadurch die beteiligten konsolidierten neuronalen Gedächtnisspuren wieder labil. Die Gedächtnisinhalte könnten dann vom Patienten (mithilfe seines Frontalhirns) unter der Anleitung des Therapeuten kognitiv oder emotional „überarbeitet" werden. Vermutlich dürfte es dabei zu einer „emotionalen Umstrukturierung" kommen, wobei krankmachende assoziative neuronale Verknüpfungen im Nervensystem selektiv gelöst, also gewissermaßen „umgeschmolzen" würden – so die etwas gewagte Hypothese des israelischen Neurobiologen und Gedächtnisforschers Yadin Dudai (6). Jedenfalls sind bei Phobien die im emotionalen Furcht-Gedächtnis gespeicherten Gedächtnisinhalte nicht unverbrüchlich festgelegt; sie können überarbeitet und damit modifiziert und vielleicht sogar gelöscht werden (15) – übrigens auch bei Patienten, die unter einer Posttraumatischen Belastungsstörung leiden.

▶ Kriegsereignisse und schwere Unglücksfälle, Erdbeben und andere Naturkatastrophen haben für den Menschen lebensbedrohliche Traumen zur Folge. Sie lösen oftmals einen emotionalen, völlig unbewusst ablaufenden Lernprozess im so genannten impliziten Gedächtnis aus, der das Verhalten noch über Jahre hinaus verändert und die Symptomatik der Posttraumatischen Belastungsstörung hervorruft. Die Erinnerung an das traumatische Erlebnis bleibt lange, manchmal sogar jahrzehntelang latent erhalten. Und sie kann jederzeit reaktiviert werden, vor allem durch Vorgänge und Ereignisse, die an die traumatische Erfahrung erinnern. So bekommen die Opfer eines schweren Verkehrsunfalls oft noch Wochen oder Monate nach dem Unglück Panik – eine Gänsehaut, Muskelzittern, Schweißausbrüche oder Herzklopfen –, wenn sie, etwa beim Quietschen von Autoreifen, plötzlich wieder an das traumatische Geschehen erinnert werden. Ihre elementare Furcht ist seit dem traumatischen Erlebnis latent im Traumagedächtnis gespeichert, und sie muss nur durch einen Auslöser reaktiviert werden, um erneut eine emotionale Angst- und Schreckreaktion des ganzen Körpers hervorzurufen (7). Betroffene unternehmen daher alles, um nicht mehr an das schockierende Ereignis erinnert zu werden.

Wie der amerikanische Neurobiologe Eric Kandel (11) ausführt, entsteht die für Posttraumatische Belastungsstörungen charakteristische Angststörung letztlich dadurch, dass traumatische Erfahrungen – durch Lernprozesse – die Genexpression von neuronalen Proteinen und damit die Struktur neuronaler Netzwerke bestimmter Regionen des Gehirns krankmachend verändern. Auf diese Weise wird die mit dem Trauma assoziierte Furcht im Gedächtnis, vor allem im impliziten (emotionalen) Gedächtnis gespeichert. Und dessen Inhalte sind – im Gegensatz zum expliziten (deklarativen) Gedächtnis – der bewussten und gewollten Erinnerung in der Regel nicht zugänglich. Sie können jedoch durch bestimmte Stressoren reaktiviert werden.

Was aber passiert im Gehirn bei der Speicherung traumatischer Gedächtnisinhalte? Das lässt sich – trotz vieler noch offener Fragen – dank moderner bildgebender Verfahren, tierexperimenteller Studien und einer erfolgreichen interdisziplinären Zusammenarbeit von Hirnforschern und Psychologen inzwischen immer besser verstehen. Traumagedächtnis und posttraumatische Gedächtnisstörungen involvieren sowohl kortikale als auch subkortikale Anteile des Gehirns (24). Mandelkern (Amygdala), Hippocampus und parahippocampaler Hippocampus arbeiten im Bereich des deklarativen und emotionalen Gedächtnis „arbeitsteilig" (26). Im Falle einer Furchtkonditionierung werde der Kontext, in dem das negative Ereignis stattfinde, im Hippocampus gespeichert, sagen Sachsse und Roth (26, S. 77) und fügen hinzu:

„Beim Wiederauftreten dieses Ereignisses werden dann parallel sowohl die Fakten *des Ereignisses als auch der* Kontext *als auch die* emotionale Bewertung *abgerufen."*

Die beiden im linken und rechten Temporallappen gelegenen Mandelkerne mit ihren Projektionen zur Großhirnrinde spielen hingegen eine entscheidende Rolle bei der Abspeicherung traumatischer Ereignisse im Gedächtnis (17). Sie sind aber auch für die langfristige Speicherung elementarer Angst im Gedächtnis erforderlich (27).

Dafür gibt es nun viele Hinweise, vor allem dank der funktionellen Magnetresonanztomographie (fMRT), mit welcher bei der Furchtkonditionierung eine lokale Aktivitätssteigerung mit hoher räumlicher Auflösung in der Amygdala geortet werden kann (3). Auch beim späteren Wieder-Erinnern traumatischer Ereignisse kommt die Amygdala ins Spiel. Bei Menschen, die unter einer Posttraumatischen Belastungsstörung leiden und durch das Reden über die traumatische Erfahrung oder gewisse andere Auslöser („cues") an ihr Trauma erinnert werden, wird beim „Hochkommen" der traumatischen Erlebnisse vor allem die Aktivität in der linken Amygdala erhöht (16, 21). Dieser Hirnkern aktiviert in kürzester Zeit den blauen Kern (Locus coeruleus) im Hirnstamm, der mittels Projektionsfasern den Neuromodulator Noradrenalin in gewisse Bereiche des Frontalhirns ausschüttet und damit im Gehirn Alarm schlägt. Gleichzeitig mobilisiert die Amygdala über den Hypothalamus und den Hirnstamm auch das (autonom arbeitende) sympathische Nervensystem und inszeniert damit eine emotionale „vegetative" Sofortreaktion der Angst, etwa einen „Adrenalinstoß" sowie Angstschweiß, Herzrasen oder Änderungen im galvanischen Hautwiderstand (26). Bewusst wird die Angst – wenn überhaupt – erst etwas verzögert durch eine Aktivierung der Großhirnrinde, insbesondere des präfrontalen Kortex und des limbischen Systems. Schließlich erfolgt wenige Minuten später auch eine hormonelle Stressreaktion, die durch die Amygdala über die Hypothalamus-Hypophysen-Nebennierenrinden-Achse (HPA) ausgelöst wird. Sie bewirkt die Ausschüttung von Stresshormonen wie Kortisol und Kortikosteron in die Blutbahn.

▶ Kann erlernte Furcht nach traumatischen Erlebnissen in einer Therapie wieder verlernt und damit das Traumagedächtnis gelöscht werden? Bei Ratten ist dies jedenfalls möglich – durch eine so genannte Extinktion: Der amerikanische Emotionsforscher Joseph LeDoux konditionierte seine Versuchstiere darauf, auf einen Summton hin mit einer Angstreaktion zu reagieren, indem er den neutralen Reiz mit einem elektrischen Schock paarte. Als nun aber die Tiere konditioniert waren, wiederholte er den akustischen Reiz immer wieder, nun aber *ohne* den stressenden elektrischen Reiz. Dadurch werden die Spuren der Angst im Gedächtnis vermutlich wieder labilisiert, und mit der Zeit verlernten die Ratten ihr „pathologisches Verhalten", ihre Schreckreaktion auf den neutralen Reiz. Sie verloren also ihre „Tonphobie" und erstarrten nicht mehr beim warnenden Summton (14).
Für das Verlernen der Angst war offenbar auch die Mitwirkung des präfrontalen Kortex im Stirnhirn notwendig, der auf den Mandelkern einwirkt und ihn überwacht. Denn der Effekt eines „neutralen Reizes" (des Summtons) auf die Angstreaktion des Versuchstiers ließ sich besonders dann gut löschen, wenn Teile des Frontalhirns elektrisch stimuliert wurden, hingegen nur mühsam oder überhaupt nicht, wenn der präfrontale Kortex experimentell lädiert worden

war (18). Das „Vergessen" der Angst – die Extinktion – ist also offenbar ein aktiver Vorgang im Frontalhirn, dank welchem ein Lebewesen (um-)lernt bzw. „versteht", dass – um bei unserem Beispiel zu bleiben – ein Ton nicht automatisch Schmerz zur Folge haben muss (22). Allerdings wird die Angst durch eine solche Extinktion in der Regel nicht tatsächlich gelöscht („erased", wie es im Englischen heißt), denn sie kann jederzeit erneut aufflackern. Bleiben also traumatische Gedächtnisspuren lebenslang bestehen? Das ist eine Frage, die kontrovers diskutiert wird (1, 10, 12, 25). Der Persistenz des Furchtgedächtnisses liegt anscheinend ein „chemisches Netz" (aus Chondroitinsulfat-Proteoglykanen) zugrunde, das die „Gedächtnisneuronen" des Mandelkerns umhüllt. Offenbar handelt es sich um eine Art Schutzschicht, die traumatische Gedächtnis-Engramme abschirmt und so vor dem Löschen bewahrt. Jedenfalls gelang es, dieses „chemische Netz" mithilfe von Enzymen zu zerstören. Danach war es leicht, die im Traumagedächtnis eingravierten Engramme durch Extinktion, d.h. durch wiederholte Konfrontation mit dem „gefürchteten Ton" tatsächlich auszumerzen – zumindest im Tierversuch (8).
Sind aber Tierversuche zur Extinktion der Furcht für die Psychosomatische Medizin überhaupt relevant? Man möchte doch gerne wissen, ob psychosomatisch krankmachende oder belastende Inhalte des emotionalen Gedächtnisses nicht nur bei Versuchstieren, sondern auch bei traumatisierten Menschen wieder „gelöscht" werden können. Vielleicht ist ja beim Menschen das Stirnhirn zum Verlernen von erworbener Furcht erforderlich, wie verhaltenstherapeutische Studien (20) nahe legen. Indem nämlich Patienten in einer (kognitiven) Therapie die unbewussten Ängste wieder ins Bewusstsein ziehen und verbalisieren, werden sie vermutlich unter die Kontrolle des Frontalhirns (und des Verstandes) gebracht und können so möglicherweise „gelöscht" werden.

Beim Wieder-Erinnern traumatischer Erlebnisse wird das Bewusstsein von inneren Bildern überflutet. Und dies ist leider nicht selten von panischen Ängsten und anderen starken Emotionen begleitet, die ungewollt Herzrasen und andere vegetative Reaktionen hervorrufen. Könnte nun ein Therapeut solche emotionalen Reaktionen der Furcht mildern? Besonders hilfreich ist offenbar ein Verfahren namens EMDR („Eye Movement Desensitisation and Reprocessing"). Dank EMDR können Traumatisierte ihre schlimmen Erfahrungen verarbeiten – bewusst machen – und in ihrer Vorstellung „der traumatischen Szene noch einmal begegnen, ohne all das Leid von damals erneut wieder erleben zu müssen" und dabei in Angst und Panik zu geraten (23).

Nach einer zunächst als erfolgreich erlebten Verhaltenstherapie können die scheinbar gelöschten impliziten Erinnerungen an das Trauma leider wieder aufflackern, insbesondere in Stresssituationen – wie ein Feuer, das nicht richtig gelöscht wurde (14, 22). Wie LeDoux meinte daher auch der Züricher Psychotherapie-Forscher Klaus Grawe (1943–2005), dass bei der „Löschung" (Extinktion) einer konditionierten Furcht nicht etwa die im Traumagedächtnis gespeicherte implizite Erinnerung (das Engramm) ausgemerzt werde. Vielmehr würden die *Auswirkungen* dieser emotionalen Erinnerung vom präfrontalen Kortex gehemmt werden (9, vgl. auch 22). Bleiben also unbewusste traumatische Erinnerungen, die von der Amygdala gebildet werden, auch nach der Extinktion unauslöschlich ins Gehirn eingebrannt, wie Grawe vermutet? Oder ließen sie sich auch beim Menschen (und nicht nur im Tierversuch) tatsächlich ausmerzen?

Wie bereits erwähnt, werden konsolidierte Erinnerungsspuren einer erlernten Furcht durch den Vorgang des Wieder-Erinnerns labil. Sie können dann sogar – zumindest im Tierversuch – definitiv gelöscht werden, wenn es gelingt, die Rekonsolidierung des Gedächtnisses zu verhindern. Dazu eignen sich beispielsweise das Antibiotikum Anisomycin (19) oder der Betablocker Propranolol (4) – übrigens auch bei Menschen, die unter einer Phobie leiden, wie wir bereits sahen (13)[3].

Vielleicht lässt sich ja mithilfe des Medikaments Propranolol eine erlernte Furcht auch bei solchen Patienten auslöschen, die eine Posttraumatische Belastungsstörung ertragen müssen? Dies vermuteten Alain Brunet und seine Kollegen von der McGill University in Montreal (2). Sie verabreichten daher ihren Trauma-Patienten nach dem Gedächtnisabruf – der emotionalen Reaktivierung des Traumas – eine Tagesdosis (40 mg) Propranolol oder – zur Kontrolle – ein Placebo. Eine Woche danach ließen sie die Traumatisierten ihre Erlebnisse noch einmal erzählen. Die Patienten der Kontrollgruppe erstarrten dabei vor Angst, ihr Herz pochte. Die mit dem Betablocker Therapierten erinnerten sich noch genauso gut an das Trauma. Aber: Sie regten sich nicht mehr auf. Die Angst war weg, und das Herz blieb ruhig.

Lässt sich also „tief wurzelnd Leid aus dem Gedächtnis reuten", wie Shakespeare sagt – also sozusagen vergessen? Erstaunlicherweise entwickeln die meisten Menschen trotz widriger Lebensumstände keine Posttraumatische Belastungsstörung, weil es ihnen offenbar gelingt, aus eigener Kraft die furchterregenden traumatischen Erinnerungen zu verarbeiten und schließlich auszulöschen. Dies geschieht dank ihrer Resilienz, der wir uns in Kapitel 8 widmen.

---

[3] Eine andere, kürzere Fassung meiner Ausführungen zu Merel Kindts Studien erschien in der „Frankfurter Rundschau" vom 16. Juni 2009 (S. 12f) unter dem Titel „Die Angst wird gelöscht". Zu meiner didaktisch vereinfachenden Darstellung der erlernten Furchtreaktion (verstärkter „eye-blinking reflex") vgl. auch „ScienceDaily" vom 12. März 2009.

Literatur

1 Barad M, Gean PW, Lutz B (2006). The role of the amygdala in the extinction of conditioned fear. Biol Psychiatry; 60: 322–8.

2 Brunet A, Orr SP, Tremblay, J., Robertson K., Nader K, Pitman, RK (2008). Effect of post-retrieval propranolol on psychophysiologic responding during subsequent script-driven traumatic imagery in post-traumatic stress disorder. J Psychiatr Res; 42(6): 503–6.

3 Büchel C, Dolan RJ (2000). Classical fear conditioning in functional neuroimaging. Curr Opin Neurobiol; 10: 219–23.

4 Debiec J, LeDoux JE (2004). Disruption of reconsolidation but not consolidation of auditory fear conditioning by noradrenergic blockade in the amygdala. Neuroscience; 129: 267–72.

5 Doyère V, Debiec J, Monfils MH, Schafe GE, LeDoux JE (2007). Synapse-specific reconsolidation of distinct fear memories in the lateral amygdala. Nat Neurosci; 10: 414–6.

6 Dudai Y (2000). The shaky trace. Nature; 406: 686–7.

7 Ehlers A (1999). Posttraumatische Belastungsstörung. Göttingen, Bern, Toronto, Seattle: Hogrefe.

8 Gogolla N, Caroni P, Lüthi A, Herry C (2009). Perineuronal nets protect fear memories from erasure. Science; 325: 1258–61.

9 Grawe K (2004). Neuropsychotherapie. Göttingen, Bern, Toronto, Seattle, Oxford, Prag: Hogrefe.

10 Han JH, Kushner SA, Yiu AP, Hsiang HL, Buch T, Waisman A, Bontempi B, Neve RL, Frankland PW, Josselyn SA (2009). Selective erasure of fear memory. Science; 323: 1492–6.

11 Kandel ER (2000). Disorders of mood: depression, mania, and anxiety disorders. In: Kandel ER, Schwartz JH, Jessell TM (eds). Principles of Neural Science. 4th ed. New York: McGraw-Hill (Health Professions Division); 1209–26.

12 Kim J, Lee S, Park K, Hong I, Song B, Son G, Park H, Kim WR, Park E, Choe HK et al. (2007). Amygdala depotentiation and fear extinction. Proc Natl Acad Sci USA; 104: 20955–60.

13 Kindt M, Soeter M, Vervliet B (2009). Beyond extinction: erasing human fear responses and preventing the return of fear. Nat Neurosci; 12: 256–9.

14 LeDoux JE (2001). Das Netz der Gefühle. München: dtv.

15 Leuzinger-Bohleber M, Roth G, Buchheim A (2008). Trauma im Fokus von Psychoanalyse und Neurowissenschaften. In: Leuzinger-Bohleber M, Roth G, Buchheim A (Hrsg). Psychoanalyse, Neurobiologie, Trauma. Stuttgart, New York: Schattauer; 3–18.

16 Liberzon I, Taylor SF, Amdur R, Jung TD, Chamberlain KR, Minoshima S, Koeppe RA, Fig LM (1999). Brain activation in PTSD in response to trauma-related stimuli. Biol Psychiatry; 45: 817–26.

17 McGaugh JL (2002). Memory consolidation and the amygdala: a systems perspective. Trends in Neurosciences; 25: 456.

18 Milad MR, Quirk GJ (2002). Neurons in medial prefrontal cortex signal memory for fear extinction. Nature; 420: 70–4.

19 Nader K, Schafe GE, LeDoux JE (2000). Fear memories require protein synthesis in the amygdala for reconsolidation after retrieval. Nature; 406: 722–6.

20 Paquette V, Levesque J, Mensour B, Leroux JM, Beaudoin G, Bourgouin P, Beauregard M (2003). „Change the mind and you change the brain": effects of cognitive-behavioral therapy on the neural correlates of spider phobia. Neuroimage; 18: 401–9.

21 Phelps EA, O'Connor KJ, Gatenby JC, Gore JC, Grillon C, Davis M (2001). Activation of the left amygdala to a cognitive representation of fear. Nat Neurosci; 4: 437–41.

22 Quirk GJ, Mueller D (2008). Neural mechanisms of extinction learning and retrieval. Neuropsychopharmacology; 33: 56–72.

23 Reddemann L (2001). Imagination als heilsame Kraft. Zur Behandlung von Traumafolgen mit ressourcenorientierten Verfahren. 4. Aufl. Stuttgart: Pfeiffer bei Klett-Cotta.

24 Reinhold N, Markowitsch H-J (2008). Stress und Trauma als Auslöser für Gedächtnisstörungen. In: Leuzinger-Bohleber M, Roth G, Buchheim A (Hrsg). Psychoanalyse, Neurobiologie, Trauma. Stuttgart, New York: Schattauer; 118–31.

25 Rüegg JC (2009). Traumagedächtnis und Neurobiologie, Konsolidierung, Rekonsolidierung, Extinktion. Trauma & Gewalt; 3(1): 6–17.

26 Sachsse U, Roth G (2008). Die Integration neurobiologischer und psychoanalytischer Ergebnisse in der Behandlung Traumatisierter. In: Leuzinger-Bohleber M, Roth G, Buchheim A (Hrsg). Psychoanalyse, Neurobiologie, Trauma. Stuttgart, New York: Schattauer; 69–99.

27 Schafe GE, Doyère V, LeDoux JE (2005). Tracking the fear engram: the lateral amygdala is an essential locus of fear memory storage. J Neuroscience; 25: 10010–14.

28 Shakespeare W (1943). Macbeth. In: Shakespeares dramatische Werke, übs. v. Schlegel AW v, Tieck L. Bd. 2. Basel: Birkhäuser.

29 Spitzer M (2007). Jahrzehnt des Geistes. Nervenheilkunde; 26: 957–64.

30 Straube T, Mentzel HJ, Miltner WH (2007). Waiting for spiders: brain activation during anticipatory anxiety in spider phobics. Neuroimage; 37: 1427–36.

31 Walker MP, Brakefield T, Hobson JA, Stickgold R (2003). Dissociable stages of human memory consolidation and reconsolidation. Nature; 425: 616–20.

8 Resilienz

Resistent gegen Stress

Lebensstress! Stellen Sie sich einmal vor, Sie verlieren plötzlich Ihren Job oder werden mit der Diagnose einer bösartigen Krankheit konfrontiert. Oder: Sie werden vom Tod eines Ihnen sehr nahe stehenden Menschen überrascht. Das sind Schicksalsschläge. Was macht Sie dann – möglicherweise – immun dagegen, gibt Ihnen die innere Kraft gegen die Wechselfälle des Lebens? Was Menschen resistent gegen Stress macht, das ist ein bestimmtes Persönlichkeitsmerkmal: die so genannte Resilienz. Der Begriff meint die Fähigkeit, sich nicht unterkriegen zu lassen und zu wissen, dass einen nichts so leicht aus der Bahn werfen könne, sagt Thomas Saum-Aldehoff in seinem Buch „Big five. Sich selbst und andere erkennen" (26). Menschen mit diesem Persönlichkeitsmerkmal haben offenbar – im Sinne von Aaron Antonovsky (1923–1994) – „heilsame salutogenetische Ressourcen" aufgrund eines besonderen „Kohärenzgefühls". Darunter versteht Antonovsky das Vertrauen darin (bzw. den Glauben daran), dass die eigenen „Ressourcen verfügbar sind, die nötig sind, um den Herausforderungen des Schicksals zu trotzen und den Anforderungen gerecht zu werden" (1). Und: Dass diese Anforderungen „Sinn machen" – im Sinne „von Herausforderungen, die Investition und persönliches Engagement verdienen". Antonovsky stützt sich auf Untersuchungen an Frauen, die zwischen 1914 und 1923 in Mitteleuropa geboren worden waren und vor bzw. während des Zweiten Weltkriegs in Konzentrationslagern schwer traumatisiert wurden. Von den Konzentrationslager-Überlebenden litten zum Zeitpunkt der

Studie (1970) zwar 71 % unter psychischen Störungen, aber erstaunlicherweise befanden sich 29 % der Überlebenden in einem guten seelischen Zustand, wie Antonovsky in seinem Buch „Salutogenese" betonte (1, 15).

▶ Nicht alle Menschen haben jedoch diese glückliche, optimistische Veranlagung, und nicht wenige werden aufgrund der schweren Belastung sogar depressiv. Mit entscheidend ist offenbar ein Gen, das unsere Fähigkeit beeinflusst, Stress zu bewältigen und mit Schicksalsschlägen und Traumatisierungen fertigzuwerden. Dieses Gen enthält die „Blaupause" eines Programms, welches den Organismus anleitet, bestimmte Proteine herzustellen, so genannte Serotonin-Transporter. Es handelt sich dabei um Moleküle, die im Gehirn – in den Synapsen, den Verbindungen zwischen Nervenzellen – die verfügbare Menge des Botenstoffs Serotonin und damit die „Stimmung" eines Menschen beeinflussen. Das Gen liegt bei der Mehrzahl der Menschen in seiner natürlichen „langen" Variante vor; bei nicht wenigen jedoch in einer um 44 „Buchstaben" (Basenpaaren) verkürzten Version. In diesem Fall kann das im Gen gespeicherte genetische Programm nicht schnell genug gelesen werden, und folglich werden im Gehirn zu wenige Serotonin-Transporter-Moleküle hergestellt. Und wie sich herausstellte, sind die Träger der verkürzten Genvariante deshalb generell etwas ängstlicher und stressempfindlicher als Menschen, welche von ihren Vorfahren die lange Version des Gens erbten. Das entdeckten der Psychiater Klaus-Peter Lesch von der Universität Würzburg und seine Kollegen vom National Institute of Mental Health (18).
Dass nun aber nicht nur das Persönlichkeitsmerkmal Ängstlichkeit, sondern auch die Veranlagung zu einer klinisch manifesten Depression davon abhängen, ob das Transporter-Gen als lange oder als kurze Version vorliegt, weiß man erst aufgrund der genetischen Studien des Lon-

doner Psychologen und Persönlichkeitsforschers Avshalom Caspi (7). Er und seine Kollegen konnten dies in einer aufsehenerregenden, im renommierten Wissenschaftsjournal „Science" veröffentlichten Kohortenstudie an über 800 jungen Neuseeländern überzeugend nachweisen. Die Teilnehmer der Studie wurden jahrelang regelmäßig psychologisch untersucht, und dabei interessierte vor allem, ob sie in den vergangenen fünf Jahren wiederholt einen schweren Schicksalsschlag erlitten hatten. War dies der Fall, so wurden sie mit hoher Wahrscheinlichkeit klinisch depressiv – allerdings nur dann, wenn auch noch eine zweite Vorbedingung erfüllt war: Sie wiesen in ihrem Erbgut zwei Kopien der kurzen Version des Serotonin-Transporter-Gens auf. Waren beide Bedingungen erfüllt, so war das Risiko einer Depression sogar mehr als doppelt so hoch wie bei den gleichermaßen gestressten Studienteilnehmern, deren Erbgut anstelle der kurzen Genversion zwei Kopien der langen Variante des Gens enthielt.

Offenbar schützt das „lange" Gen vor Depressionen, die durch Stress ausgelöst werden. Es vermindert den Einfluss von Stressereignissen auf die Entstehung einer Depression, indem es die Resistenz gegen Stress erhöht (16). Der an der Virginia Commonwealth University tätige psychiatrische Genetiker Kenneth Kendler hatte 549 Zwillinge befragt und, wie schon zuvor Avshalom Caspi, herausgefunden, dass Scheidungen, Verlust des Arbeitsplatzes und andere Stressereignisse im Leben eines Menschen vor allem dann zu einer depressiven Erkrankung führten, wenn die Betroffenen von beiden Eltern ein verkürztes Serotonin-Transporter-Gen geerbt hatten. Ihr Gehirn reagierte dann offenbar besonders stark auf Stress. Dies konnten Hirnforscher mithilfe der funktionellen Magnetresonanztomographie (fMRT) nachweisen (13). Sie fanden nämlich heraus, dass die „emotionale Kommandozentrale" eines Menschen – der tief unter der Hirnrinde im Schläfenlappen liegende

Mandelkern (die Amygdala) – besonders aufgeregt auf Stressreize reagierte, wenn im Erbgut das verkürzte Serotonin-Transporter-Gen vorlag. Sogar ohne Stress ist dann der Mandelkern in ständig erhöhter Alarmbereitschaft – quasi „nervös" –, wie unlängst Turhan Canli von der US-amerikanischen Stony Brook University in Zusammenarbeit mit Hans-Peter Lesch zeigen konnte (6). Das Fazit: Offenbar erhöhen gewisse genetische Programme die Stressempfindlichkeit und damit das Risiko, an einer Depression zu erkranken, die durch Stress ausgelöst wird.[1]

▶ Allerdings muss man sich fragen, ob die Art und Weise, wie wir mit Lebensstress und leidvollen Erfahrungen fertigwerden, nur von einem einzigen Gen abhängen kann. Wohl kaum. Es gibt nämlich noch weitere Erbfaktoren, die als „Kandidaten" taugen, z.B. ein Anti-Stress-Gen, das im Hippocampus die Expression von Bindungsplätzen für das Stresshormon Kortisol programmiert, ein Glukokortikoid. Mäuse, die in diesem für die Stressregulation wichtigen Teil des limbischen Systems (infolge einer genetischen Modifikation des Anti-Stress-Gens) nicht genügend Glukokortikoid-Rezeptoren bilden, sind besonders stressempfindlich, ja sogar depressiv (21). Die Stressresistenz kann aber auch durch so genannte epigenetische Faktoren bzw. Umweltfaktoren beeinflusst werden. So zeigte eine kanadische Forschergruppe um Michael Meaney (29) dass aufgrund mangelnder mütterlicher Zuwendung Rattenbabys später im

---

[1] Allerdings wird kontrovers diskutiert, ob es an einem bestimmten „Depressions-Gen" liegen kann, wenn Menschen auf Lebenskrisen mit einer Depression reagieren (vgl. Deutsches Ärzteblatt, 19. Juni 2009).

Leben ängstlicher und weniger resistent gegen Stress werden.[2]

Denken wir aber auch an die psychischen Auswirkungen der Zuwendung, die Säuglinge und Kleinkinder von ihren Eltern erhalten. Wie wir bereits in einem anderen Zusammenhang sahen (Kap. 4, S. 54), untersuchten die Psychologen Amie Hane und Nathan Fox von der Universität Maryland 185 Paare von Müttern und Kindern und teilten sie in zwei Gruppen ein. In der ersten Gruppe waren Kinder und deren Mütter, die ihren Kleinen nach der Geburt viel Aufmerksamkeit schenkten. Die Mütter in der zweiten Gruppe kümmerten sich hingegen kaum um ihren Nachwuchs, und das hatte Folgen für dessen seelische Gesundheit. Die schon im ersten Lebensjahr vernachlässigten Kleinkinder dieser Gruppe reagierten viel stärker auf Stress, sie waren weniger belastbar als jene der anderen Gruppe und zudem ängstlicher und schüchterner, insbesondere Fremden gegenüber. Sie neigten zudem zu deprimierenden Gefühlen und besaßen wenig Widerstandskraft gegen die Wechselfälle des Lebens (12). Ganz offensichtlich wirkt der Mangel an mütterlicher Fürsorge und Mutterliebe nachhaltig auf neuronale Systeme, welche nicht nur in der Kindheit, sondern auch noch im späteren Leben die Resistenz gegen Stress beeinflussen, ja sogar das Immunsystem (28).

Warum manche Menschen gegen Stress resistenter sind als andere, fragte sich auch der Hirnforscher und Psychiater

---

[2] Mangelnde Fürsorglichkeit von Rattenmüttern hinterlässt (epigenetische) chemische Spuren im Genom ihrer Jungen. Die ungenügende mütterliche Zuwendung und Brutpflege bewirkt nämlich, dass bei den Neugeborenen u. a. das Gen für den im Hippocampus exprimierten Glukokortikoid-Rezeptor – ein mit Nr3C1 bezeichnetes Anti-Stress-Gen – durch Anhängen von Methylgruppen an bestimmte Basenpaare der DNA partiell blockiert ist (29, 30; s. auch Kap. 4, S. 49ff).

Eric Nestler von der Universität Texas in Dallas, nachdem er und seine Kollegen in Tierversuchen einen neuen – epigenetischen – molekularen Mechanismus im Gehirn entdeckt hatten (17). Die Forscher berichteten, dass genetisch völlig identische Mäuse eines Inzuchtstamms ganz unterschiedlich auf eine traumatische Belastung reagieren konnten. Die Mehrzahl der Versuchstiere scheute nach dem Stress den Kontakt mit Artgenossen; sie verhielten sich geradezu „depressiv". Eine Minderheit jedoch – etwa ein Drittel – verhielt sich resilient. Warum war das so? Des Rätsels Lösung fanden die Forscher in einem Proteinfaktor namens BDNF (brain-derived neurotrophic factor). Dieser molekulare Faktor verminderte anscheinend die Resistenz gegen Stress, wenn er in gewissen Arealen des Gehirns im Übermaß vorhanden war – genau gesagt: im Nucleus accumbens, einem bauchseitig (ventral) gelegenen Teil des Linsenkerns (Putamen), der zum limbischen System gehört. Bei den wenig stressresistenten Mäusen (und nur bei diesen) war der Gehalt an BDNF in besagtem Hirnareal drastisch erhöht – übrigens genauso wie im Gehirn von (verstorbenen) Patienten, die an einer schweren Depression gelitten hatten. Nestler und seinen Kollegen gelang es nun im Tierversuch, durch eine „Gentherapie" (mit einem HSV-dnERK genannten Herpes-simplex-Virus) die erhöhten „Hirnwerte" des betreffenden Faktors wieder zu senken, wodurch sich wie durch ein Wunder die nur wenig stressresistenten Mäuse in resiliente Individuen verwandelten. Und vielleicht, meinten die Forscher optimistisch, ließen sich künftig ja auch Medikamente entwickeln, die beim Menschen eine ähnliche Wirkung entfalten wie der bei den Versuchstieren verwendete Stoff.

▶ Die gute Nachricht: Manchen Menschen gelingt es schon aus eigener Kraft, ihre innere Widerstandskraft zu stärken und damit die Resistenz gegen psychischen Stress zu erhöhen – beispielsweise durch Sport und andere körperliche Aktivitäten –, wie der Psychologe Markus Heinrichs und seine Kollegen berichteten (22, 23). Die Züricher Forscher untersuchten durchtrainierte Spitzensportler, Amateursportler und untrainierte Probanden mit einem psychologischen Testverfahren (dem so genannten Trierer Psychosocial-Stress-Test). Dabei mussten die Versuchsteilnehmer in die Rolle eines Stellenbewerbers schlüpfen und sich in einem anstrengenden „Bewerbungsgespräch" in freier Rede fünf Minuten lang den Psychologen vorstellen und sie anschließend in einem fordernden Interview von ihren Fähigkeiten überzeugen. Bei allen Teilnehmern erhöhten sich die (in Speichelproben bestimmten) Werte des Stresshormons Kortisol und die Pulsfrequenz; aber die Zunahme war bei den Untrainierten deutlich stärker als bei den Athleten.

Dass körperliche Aktivität das Wohlbefinden erhöht, wissen wir seit langem. Wenn Jogger über mehrere Wochen regelmäßig trainieren, berichten sie meistens, dass sie schon nach etwa einer Viertelstunde Laufen in eine Art Hochgefühl geraten. Der Fluss der Gedanken wird dann wie von selbst positiv. Anscheinend bewirkt eine sportliche Betätigung, dass im Gehirn vermehrt endogene „Glückshormone" freigesetzt werden, so genannte Endorphine, welche die Stress-Sensitivität verringern und das Belohnungszentrum des Gehirns stimulieren. Damit wird aber auch die Befindlichkeit an sich verbessert – bei Langstreckenläufern im Extremfall bis zum so genannten „runner's high", einem ausgesprochenen Hochgefühl. Diese Euphorie stehe in direktem Zusammenhang mit der Endorphin-Freisetzung im Gehirn des Läufers, sagt der Münchener Neurobiologe Thomas Tölle (4). Könnte man also – so wie Tom Hanks im Film „Forrest Gump" – dem Trübsinn gewissermaßen davonlaufen? In seinem Bestseller „Die neue Medizin der Emotionen" schildert David Servan-Schreiber, wie er als

Student aus einer depressiven Verstimmung herausfand –
durch Bewegung. Stundenlang habe er damals nur dagesessen, untätig, wie versteinert. „Ich wusste, dass ich aus dem
Zustand der Erstarrung herauskommen musste", schreibt
er (27). Zunächst half ihm Squash – später merkte er, dass
er schwierige Phasen besser überstand, wenn er mindestens
jeden zweiten Tag 20 Minuten joggte (vgl. 24).

Körperliches Training hilft aber nicht nur bei moderaten
Verstimmungen; es ist offenbar auch ein probates Mittel
bei ausgewachsenen klinischen Depressionen – fast so
wirksam wie ein modernes Antidepressivum, berichtet der
amerikanische Psychiater James Blumenthal (3). Der an der
Duke University tätige Psychotherapie-Forscher und seine
Kollegen verglichen die Wirkung eines Ausdauertrainings
mit dem therapeutischen Effekt von Sertralin (Handelsname Zoloft®). Bei diesem Antidepressivum handelt es sich
um ein so genanntes SSRI, einen Serotonin-Wiederaufnahmehemmer, der im Gehirn – wiederum in den Synapsen –
die verfügbare Menge des Botenstoffs Serotonin und damit
die Befindlichkeit eines Menschen verbessert. Die über 200
Teilnehmer der Studie erhielten entweder ein Fitnesstraining unter Supervision, das Medikament oder Placebo-Pillen. Die Überraschung: Der Heilerfolg eines Körpertrainings war ebenso gut wie bei der medikamentösen Therapie.
Bei fast der Hälfte der Trainierenden verschwand die Depression nach der vier Monate dauernden Therapie. In der
mit Placebos behandelten Kontrollgruppe war das aber nur
bei jedem Dritten der Fall. Wirkt also ein Ausdauertraining
wie ein Medikament? Diese Frage bewegt auch die biomedizinische Grundlagenforschung.

Um die Wirkung eines Körpertrainings auf das Gehirn besser zu verstehen, studierten der amerikanische Psychobiologe Robert Duman und seine Kollegen von der Yale University in New Haven das Verhalten chronisch gestresster
Labormäuse, die sich „ängstlich und depressiv" verhielten.

Mäuse mögen es herumzurennen. Wenn sich die gestressten Nager in einer Tretmühle nach Belieben austoben durften, so normalisierte sich ihr Zustand mit der Zeit – genauso wie bei den Versuchstieren, die mit einem Antidepressivum behandelt worden waren (9). Wie die Forscher weiter feststellten, produzierten diejenigen Mäuse, die im Laufrad weite Distanzen zurücklegten, im Gehirn erheblich größere Mengen eines Proteinfaktors namens VGF als jene, die sich nur wenig bewegten (14). VGF (vascular growth factor) ist ein körpereigener Wachstumsfaktor, von dem man vermutet, dass er Hirnzellen protegiert, möglicherweise schützt er aber auch vor einer Depression. Jedenfalls wurden gentechnisch veränderte Mäuse, die den besagten Faktor nicht herstellen konnten, depressiv, selbst wenn sie im Laufrad rennen durften. Wurde aber diesen „depressiven" Mäusen eine dem VGF-Molekül analoge synthetische Substanz ins Gehirn gespritzt, so normalisierte sich ihr Verhalten – als ob sie ein antidepressiv wirkendes Medikament erhalten hätten, berichteten die Forscher der Yale University. Sie folgerten deshalb, dass ein intensives Körpertraining die Produktion von VGF im Gehirn ankurble und dass dieser Faktor wie ein körpereigenes Antidepressivum wirke.

Ein erhöhter Pegel von VGF und anderen Wachstumsfaktoren wie BDNF (brain-derived neurotrophic factor) führt offenbar auch zum Wachstum neuer Nervenzellen. Ein Fitnesstraining fördert deshalb – zumindest im Tierversuch – nicht nur die Produktion von VGF, sondern auch die Bildung neuer Nervenzellen im Gehirn (11). Betroffen von dieser Neurogenese ist vor allem ein im Schläfenlappen gelegener Hirnteil, der Hippocampus, von dem man weiß, dass er bei chronischem Stress und bei Depressionen schrumpft, weil Neuronen absterben, aber nicht schnell genug durch Neurogenese ersetzt werden können. Bei klinisch depressiven Personen kann der Hippocampus sogar bis zu 20 % seines Volumens einbüßen – genauso wie bei lang anhaltendem, unbewältigtem Stress, wie Douglas Bremner und seine Kollegen von der Emory University in Atlanta mithilfe der Kernspintomographie (MRT) nachweisen konnten (5). Eine solche strukturelle Veränderung ist denn auch, nicht unerwartet, mit einer Einschränkung kognitiver Fähigkeiten, insbesondere des Erinnerungsvermögens verknüpft; denn die Hippocampus-Formation ist an vielen Gedächtnisleistungen maßgeblich beteiligt.

Natürlich lässt sich die versiegende Neurogenese auch wieder ankurbeln, und zwar ausgerechnet durch Psychopharmaka (SSRI), die schon seit langem zur Depressionstherapie verwendet werden[3] (8) – aber eben auch durch Fitnesstraining. Die verkümmerten Neuronen werden somit durch neue, aus neuronalen Stammzellen gebildete ersetzt. Diese Nervenzellen waren besonders zahlreich, wenn sich die Versuchstiere – junge Labormäuse – intensiv bewegten. Und diejenigen, die im Laufrad „freiwillig" die größten Distanzen zurücklegten, produzierten auch die meisten Neuronen – jedenfalls sehr viel mehr als jene, die nur träge herumsaßen oder sich gezwungenermaßen in einer automatisch rotierenden Tretmühle bewegten (19).

Das intensive Körpertraining stimuliert bei den Labormäusen aber nicht nur die Neurogenese, sondern auch die Angiogenese im Hippocampus, d. h. die Bildung neuer Blutgefäße. Diese versorgen die neu gebildeten Neuronen mit Sauerstoff und energieliefernden Substraten, die für die Funktion der Nervenzellen so dringend benötigt werden (20). Dementsprechend korreliert die Neurogenese mit der Bildung neuer Blutgefäße bzw. mit der durch das Training

---

[3] SSRI sind im Tierversuch als Antidepressiva unwirksam, wenn die Neurogenese im Hippocampus unterbunden wird. Offenbar ist bei Mäusen der verhaltensrelevante Effekt des Antidepressivums an dessen Wirkung auf die Neuroplastizität gekoppelt (25).

induzierten Zunahme des zerebralen Blutvolumens (CBV) im Hippocampus, genauer gesagt: in einem Teilbereich namens Gyrus dendatus. Im menschlichen Großhirn ließen sich die infolge intensiver körperlicher Aktivität neu gebildeten Neuronen ebenfalls nachweisen, allerdings nur indirekt – durch Bestimmung des CBV des Gyrus dendatus als „In-vivo-Korrelat der Neurogenese".

Mit einem bildgebenden Verfahren, einer speziellen MRT-Technik, fand der an der Columbia University in New York forschende Neurobiologe Ana Pereira mit seinen Kollegen heraus, dass ein zwölf Wochen dauerndes aerobes Fitnesstraining einer Gruppe von elf zuvor eher inaktiven Männern und Frauen zu einer deutlichen Zunahme des CBV im Gyrus dendatus des Hippocampus führte. Darin sahen die Forscher nicht nur einen Beleg für die Neubildung von Blutgefäßen, sondern auch für die (damit korrelierende) Neurogenese im menschlichen Großhirn (20).

Mit der besseren Durchblutung und Regeneration des Hippocampus wurde bei den Trainierenden auch das Gedächtnis gestärkt. Dies ist nicht überraschend, da ja, wie gesagt, die Funktionsweise des Gedächtnisses entscheidend von diesem Hirnteil abhängt. Die trainierten Versuchsteilnehmer erinnerten sich somit besser als zuvor an neu gelernte Worte, und sie konnten zudem auch ihre körperliche Fitness bzw. ihre aerobe Ausdauer und Befindlichkeit verbessern. Epidemiologische Studien bestätigen, dass sogar bei alten Menschen regelmäßige Bewegung (mindestens 1,5 Std. Gehen pro Woche) Körper und Geist länger fit hält (31).

Fazit: Es wird immer deutlicher, in welchem Ausmaß unser bewegter Körper auf Psyche und Geist einzuwirken vermag. Der kranke Mensch ist nicht nur Objekt einer ärztlichen Behandlung. Vielmehr ist er als verantwortlich handelndes Subjekt auch selbst imstande, seine seelische und körperliche Gesundheit zu beeinflussen, nämlich durch einen vernünftigen Lebensstil, durch „psychosomatische Intelligenz" (10) und vor allem dank der Persönlichkeitsmerkmale „Resilienz" und „Selbstwirksamkeit" – der optimistischen Überzeugung, sich selbst helfen zu können und dazu auch fähig zu sein. Eine optimistische Grundhaltung ist gesund (s. Kap. 9, S. 123). Wie recht hatte der Begründer einer „Personalen Medizin", der Heidelberger Internist Ludolf von Krehl (1861–1937), mit seinen Worten (2):

„Der Mensch vermag seine Krankheitsvorgänge zu gestalten durch seinen körperlichen und seelischen Einfluß auf eben diese Vorgänge. Und er ist nicht nur Objekt, sondern stets zugleich auch Subjekt."

Literatur

1 Antonovsky A (1997). Salutogenese. Zur Entmystifizierung der Gesundheit. Tübingen: dgvt.

2 Bauer AW (1988). Die naturwissenschaftliche Methode in der Medizin: Möglichkeiten und Grenzen. Ruperto Carola; 78: 21–6.

3 Blumenthal JA, Babyak MA, Doraiswamy PM, Watkins L, Hoffman BM, Barbour KA, Herman S, Craighead WE, Brosse AL, Waugh R, Hinderliter A, Sherwood A (2007). Exercise and pharmacotherapy in the treatment of major depressive disorder. Psychosom Med; 69: 587–96.

4 Boecker H, Sprenger T, Spilker ME, Henriksen G, Koppenhoefer M, Wagner KJ, Valet M, Berthele A, Tölle TR (2008). The runner's high: opioidergic mechanisms in the human brain. Cereb Cortex; 18(11): 2523–31.

5 Bremner JD, Narayan M, Anderson ER, Staib LH, Miller HL, Charney DS (2000). Hippocampal volume reduction in major depression. Am J Psychiatry; 157: 115–8.

6 Canli T, Lesch KP (2007). Long story short: the serotonin transporter in emotion regulation and social cognition. Nature Neurosci; 10: 1103–9.

7 Caspi A, Sugden K, Moffitt TE, Taylor A, Craig IW, Harrington H, McClay J, Mill J, Martin J, Braithwaite A, Poulton R (2003). Influence of life stress on depression: moderation by a polymorphism in the 5-HTT gene. Science; 301: 386–9.

8 Czeh B, Michaelis T, Watanabe T, Frahm J, de Biurrun G, van Kampen M, Bartolomucci A, Fuchs E (2001). Stress-induced changes in cerebral metabolites, hippocampal volume, and cell proliferation are prevented by antidepressant treatment with tianeptine. Proc Natl Acad Sci USA; 98: 12796–801.

9 Duman CH, Schlesinger L, Russell DS, Duman RS (2008). Voluntary exercise produces antidepressant and anxiolytic behavioral effects in mice. Brain Res; 1199: 148–58.

10 Fazekas C (2006). Psychosomatische Intelligenz. Spüren und Denken – ein Doppelleben. Wien, New York: Springer.

11 Gage FH (2002). Neurogenesis in the adult brain. J Neurosci; 22: 612–3.

12 Hane AA, Fox NA (2006). Ordinary variations in maternal caregiving influence human infants' stress reactivity. Psychol Sci; 17: 550–6.

13 Hariri AR, Mattay VS, Tessitore A, Kolachana B, Fera F, Goldman D, Egan MF, Weinberger DR (2002). Serotonin transporter genetic variation and the response of the human amygdala. Science; 297: 400–3.

14 Hunsberger JG, Newton SS, Bennett AH, Duman CH, Russell DS, Salton SR, Duman RS (2007). Antidepressant actions of the exercise-regulated gene VGF. Nat Med; 13: 1476–82.

15 Jonasch K (1999). Salutogenese – Eine Einführung. In: Verres R, Schweitzer J, Jonasch K, Süßdorf B (Hrsg). Heidelberger Lesebuch Medizinische Psychologie. Göttingen: Vandenhoeck & Ruprecht; 75–83.

16 Kendler KS, Kuhn JW, Vittum J, Prescott CA, Riley B (2005). The interaction of stressful life events and a serotonin transporter polymorphism in the prediction of episodes of major depression: a replication. Arch Gen Psychiatry; 62: 529–35.

17 Krishnan V, Han MH, Graham DL, Berton O, Renthal W, Russo SJ, Laplant Q, Graham A et al. (2007). Molecular adaptations underlying susceptibility and resistance to social defeat in brain reward regions. Cell; 131: 391–404.

18 Lesch KP, Bengel D, Heils A, Sabol SZ, Greenberg BD, Petri S, Benjamin J, Müller CR, Hamer DH, Murphy DL (1996). Association of anxiety-related traits with a polymorphism in the serotonin transporter gene regulatory region. Science; 274: 1527–31.

19 Olson AK, Eadie BD, Ernst C, Christie BR (2006). Environmental enrichment and voluntary exercise massively increase neurogenesis in the adult hippocampus via dissociable pathways. Hippocampus; 16: 250–60.

20 Pereira AC, Huddleston DE, Brickman AM, Sosunov AA, Hen R, McKhann GM, Sloan R, Gage FH, Brown TR, Small SA (2007). An in vivo correlate of exercise-induced neurogenesis in the adult dentate gyrus. Proc Natl Acad Sci USA; 104: 5638–43.

21 Ridder S, Chourbaji S, Hellweg R, Urani A, Zacher C, Schmid W, Zink M, Hörtnagl H, Flor H, Henn FA, Schütz G, Gass P (2005). Mice with genetically altered glucocorticoid receptor expression show altered sensitivity for stress-induced depressive reactions. J Neurosci; 25: 6243–50.

22 Rimmele U, Zellweger BC, Marti B, Seiler R, Mohiyeddini C, Ehlert U, Heinrichs M (2007). Trained men show lower cortisol, heart rate and psychological responses to psychosocial stress compared with untrained men. Psychoneuroendocrinology; 32: 627–35.

23 Rimmele U, Seiler R, Marti B, Wirtz PH, Ehlert U, Heinrichs M (2009). The level of physical activity affects adrenal and cardiovascular reactivity to psychosocial stress. Psychoneuroendocrinology; 34: 190–8.

24 Rüegg JC (2009). Dem Trübsinn davonlaufen. Hirnforscher beginnen zu verstehen, wieso Bewegung ein gutes Antidepressivum ist. Psychologie Heute; 4: 56–7.

25 Santarelli L, Saxe M, Gross C, Surget A, Battaglia F, Dulawa S, Weisstaub N, Lee J, Duman R, Arancio O, Belzung C, Hen R (2003). Requirement of hippocampal neurogenesis for the behavioral effects of antidepressants. Science; 301: 805–9.

26 Saum-Aldehoff T (2007). Big five. Sich selbst und andere erkennen. Düsseldorf: Patmos.

27 Servan-Schreiber D (2006). Die neue Medizin der Emotionen. 8. Aufl. München: Goldmann.

28 Shirtcliff EA, Coe CL, Pollak SD (2009). Early childhood stress is associated with elevated antibody levels to herpes simplex virus type 1. Proc Natl Acad Sci USA; 8: 2963–7.

29 Weaver IC, Cervoni N, Champagne FA, D'Alessio AC, Sharma S, Seckl JR, Dymov S, Szyf M, Meaney MJ (2004). Epigenetic Programming by Maternal Behavior. Nat Neurosci; 7: 847–54.

30 Weaver IC, Meaney MJ, Szyf M (2006). Maternal care effects on the hippocampal transcriptome and anxiety-mediated behaviors in the offspring that are reversible in adulthood. Proc Natl Acad Sci USA; 103: 3480–5.

31 Weuve J, Kang JH, Manson JE, Breteler MM, Ware JH, Grodstein F (2004). Physical activity, including walking, and cognitive function in older women. JAMA; 292: 1454–61.

9 Optimismus tut gut

Wie Psyche und Immunsystem aufeinander einwirken

Erkältet? In der nasskalten Jahreszeit gehören „Erkältungen" (bzw. grippale Infekte) zu den wohl häufigsten ansteckenden Erkrankungen – nicht zu verwechseln mit einer echten Grippe (Influenza), die durch „Grippeviren" verursacht wird und meist schlagartig mit Schüttelfrost und hohem Fieber sowie starken Kopf- und Gliederschmerzen beginnt. Bekanntlich ist aber die Anfälligkeit für Erkältungskrankheiten von Mensch zu Mensch recht unterschiedlich. Seit langem wurde deshalb von Forschern der Frage nachgegangen, inwiefern das Immunsystem nicht nur durch die körperliche Konstitution, sondern auch durch psychosoziale Faktoren beeinflusst wird. Und sie wurden fündig: In einer amerikanischen Studie an über 400 freiwilligen Versuchspersonen hatten diejenigen Frauen und Männer, bei denen eine hohe psychische Belastung (Stress) festgestellt wurde, nach Infektion durch „Erkältungsviren" (Rhinoviren) ein bis zu fünfmal höheres Erkrankungsrisiko als stressfreie Personen (4).

▶ Nicht nur Stress, auch Persönlichkeitsfaktoren sind offenbar von großem Einfluss auf unsere Abwehrkräfte. So haben pessimistisch veranlagte Männer und Frauen – Menschen mit einem so genannten negativen affektiven Stil, die „das Glas immer halb leer sehen", wie der Volksmund sagt – insgesamt eine deutlich schlechtere Immunabwehr gegen „Grippeviren" als die optimistischen Frohnaturen. Und: Sie fielen auch durch eine merkwürdige Asymmetrie in den Hirnströmen der beiden Hirnhemisphären auf, die mit der

Immunschwäche korrelierte, wie Melissa Rosenkranz von der Universität Wisconsin in Madison in einer viel beachteten psychoimmunologischen Untersuchung nachwies (25). Die amerikanische Psychoimmunologin bestimmte bei 52 Männern und Frauen mittels eines EEG die Hirnströme in der rechten und linken Hirnhälfte. Bei den Frohnaturen war vor allem das linke Stirnhirn bioelektrisch aktiv, bei den pessimistisch Veranlagten dominierte hingegen das rechte Präfrontalhirn. Alle Probanden wurden nun gegen Grippe geimpft, und danach wurde nach 2, 4 und 26 Wochen der Antikörper-Titer bestimmt. Wie sich herausstellte, konnten die pessimistischen, rechtsseitig hirnaktivierten Studienteilnehmer eindeutig weniger Antikörper gegen die (abgetöteten) „Grippeviren" bilden als die glücklicher veranlagten Probanden, bei denen die neuronale Aktivität im linken Präfrontalhirn größer als im rechten war. Die nahe liegende Folgerung: Optimismus ist gesund, er stärkt die körpereigenen Abwehrkräfte.

Da bei unglücklich und pessimistisch veranlagten Menschen mit etwas defizitärer Immunabwehr der linke Frontalkortex weniger aktiv ist als bei optimistischen Typen, stellten sich Frau Rosenkranz und ihr Mentor Professor Richard Davidson folgende Frage: Ließe sich vielleicht bei den Pessimisten durch mentales Training das linke Stirnhirn verändern und dadurch die Immunabwehr verbessern? Laut Davidson sind Optimismus und Gelassenheit Fertigkeiten, die sich erlernen lassen – etwa durch Achtsamkeitsmeditation (6). Dadurch würde das Gehirn (strukturell) verändert, im Prinzip genauso wie beim Erlernen eines Musikinstruments, und damit verändere sich dann eben möglicherweise auch die Qualität der Immunabwehr.

Um seine These zu untermauern, ließ Davidson in einer aufsehenerregenden psychoimmunologischen Studie 25 gestresste Angestellte einer amerikanischen High-Tech-Firma unter Anleitung des buddhistischen Meditationslehrers Jon

Kabat-Zinn ein achtwöchiges Meditationstraining in Achtsamkeit absolvieren (6). Dabei versetzen sich die Meditierenden in einen Zustand der „mindfulness", also des achtsamen Gewahrwerdens von inneren mentalen Prozessen und körperlichen Vorgängen, etwa beim Ein- und Ausatmen. Nach dem mentalen Training fühlten sich die Versuchspersonen nicht nur glücklicher und gelassener; auch ihre Gehirnfunktion hatte sich nachhaltig verändert. Sogar noch vier Monate nach dem Meditationstraining waren die im EEG aufgezeichneten Hirnströme des linken Stirnhirns viel ausgeprägter als vor der Schulung. Jene Probanden, die ein Meditationstraining absolviert hatten, hatten aber nicht nur ihr Gehirn nachhaltig verändert, sondern auch ihre Immunabwehr; sie produzierten nämlich nach einer Grippeimpfung deutlich mehr Antikörper gegen die „Grippeviren" als die Teilnehmer in der nicht-meditierenden Kontrollgruppe. Ob aber tatsächlich ein Kausalzusammenhang zwischen den Vorgängen im Gehirn und im Immunsystem vorlag, blieb eine offene Frage. Wie ist es überhaupt möglich, dass Gehirn und Psyche auf das Immunsystem einwirken?

Psychoneuroimmunologen wissen schon lange, dass die Lymphknoten und andere Organe des Immunsystems mit ihren unzähligen Immunzellen vom Gehirn Botschaften empfangen, die sowohl durch Hormone als auch durch das – unbewusst arbeitende – vegetative Nervensystem übermittelt werden (Abb. 9.1). So geben die über der Niere gelegenen Nebennieren bei Stress ohne Zutun unseres Willens auf Veranlassung des Gehirns reichlich Kortisol ab – ein Hormon, das nicht nur den Energie-Stoffwechsel mobilisiert, sondern auch die Aktivität der Immunzellen hemmt. Je höher also die Blutwerte dieses Stresshormons sind, umso niedriger ist auch die Antikörper-Produktion nach einer Infektion. Nun ist aber bei rechtsseitig Hirnaktivierten der Blutspiegel des Stresshormons Kortisol schon in der

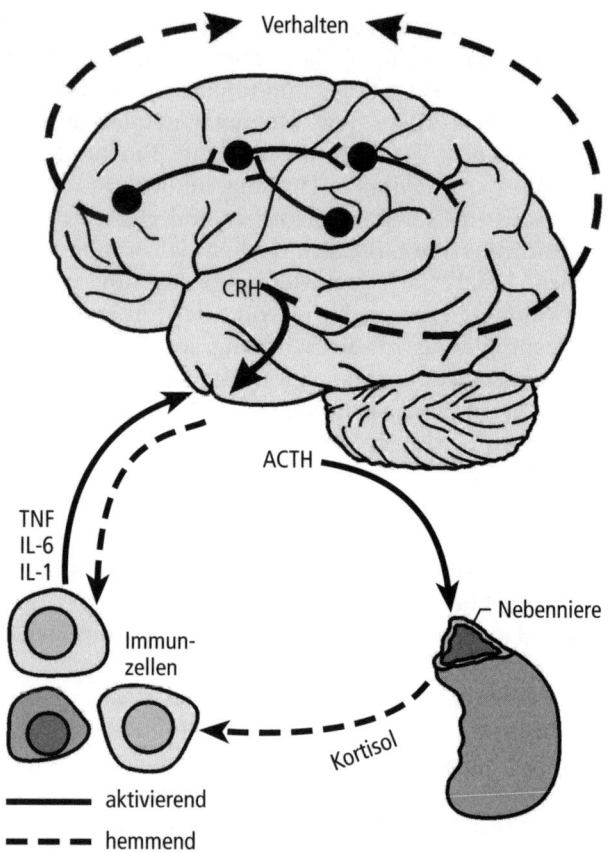

Abb. 9.1 Gehirn und Immunsystem beeinflussen sich gegenseitig (mod. nach 27): Botenstoffe des Immunsystems (die Interleukine IL-1, IL-6 und das Zytokin TNF-α) wirken auf das Gehirn ein, welches mit seinen neuronalen Netzwerken das Verhalten verändert und etwa ein Krankheitsgefühl bzw. Fieber erzeugt. Andererseits beeinflusst das Gehirn wiederum das Immunsystem, nämlich durch das vegetative Nervensystem (Nervus vagus und Sympathikus) und die Hormone der Hypothalamus-Hypophysen-Nebennierenrinden-Achse (s. Abb. 4.1). Das Nebennierenrindenhormon Kortisol hemmt (ebenso wie der Nervus vagus) das Immunsystem und damit Entzündungsreaktionen (27).

frühen Kindheit deutlich erhöht (3). Deshalb erscheint die (leichte) Schwäche des Immunsystems dieser tendenziell gestressten und ängstlichen Menschen auch verständlich.

▶ Der bemerkenswerte Zusammenhang zwischen Stressbelastung und Immunschwäche ist überzeugend durch die klinischen Studien der Psychoneuroimmunologin Janice Kiecolt-Glaser von der Universität Ohio in Columbus herausgearbeitet worden. Sie fand auch heraus, *wieso* chronischer Stress, den Pflegepersonen von dementen Alzheimer-Kranken erleiden müssen, die Immunabwehr gegen die Grippe empfindlich schwächt: Pfleger, die mit Grippevakzinen geimpft worden waren, produzierten nämlich nicht nur weniger Antikörper gegen die (abgetöteten) Influenzaviren eines Impfstoffs als die kaum gestressten Versuchspersonen in der Kontrollgruppe, sondern auch weniger Interleukine eines bestimmten Typs (12). Die Blutwerte einiger dieser für die Produktion von Antikörpern wichtigen Botenstoffe bestimmter weißer Blutkörperchen (Lymphozyten) waren bei den gestressten Menschen eindeutig zu niedrig. Durch Entspannungsübungen in Hypnose gelang es Frau Kiecolt-Glaser jedoch, die Antikörper-Produktion wieder zu erhöhen (13). Deshalb sollten wir uns auch nicht wundern, dass gerade bei stressempfindlichen und tendenziell depressiven Menschen die Immunabwehr durch eine Achtsamkeitsmeditation gestärkt wurde – zumal sie gelassener macht. Chronischer Stress und negative Affekte verursachen aber nicht nur eine Hemmung der Antikörper-Bildung, sondern auch eine verstärkte Aktivität entzündungsfördernder Abwehrzellen, die insbesondere bei Allergien und Autoimmunerkrankungen kontraproduktiv ist. Psychischer Stress kann also offenbar entzündliche Reaktionen fördern – insbesondere autoaggressive (selbstzerstörerische) Entzündungsreaktionen im Verlaufe einer Autoimmunerkrankung. So konnte der Baseler Psychiater Joachim Küchenhoff eine

Korrelation zwischen verschiedenen psychosozialen Faktoren und der Entstehung und Fortdauer einer Erkrankung an Colitis ulcerosa bzw. der Crohn-Krankheit feststellen, einer chronischen Entzündung des Dickdarms. Oft gingen Konflikte und Stressreaktionen einem neuen Schub der Entzündung voraus, während andererseits das spontane Abklingen der Symptome (die Remission) länger auf sich warten ließ, wenn der Patient depressiv war und resignierte.

Auch eine andere Autoimmunerkrankung, der chronische Gelenkrheumatismus (rheumatoide Polyarthritis), klingt nach einem Schub oftmals spontan ab, kann aber nach einer Remission erneut aufflackern, wenn eine Depression oder psychische Belastungen hinzukommen (18, 22). Außerdem kann psychogener, also seelisch bedingter Stress eine bestehende Neurodermitis verschlimmern und die Wahrscheinlichkeit einer bronchialen Hyperreagibilität von Kindern erhöhen, die dem Asthma zugrunde liegt (8, 17). Und von Multipler Sklerose Betroffene berichten oftmals über eine Zunahme ihrer Symptome, wenn sie unter emotionalem Stress stehen.

Bekanntermaßen aktiviert psychischer Stress – Aufregung oder Ärger – den Sympathikus, der den Puls erhöht und den Blutdruck steigen lässt. Gleichzeitig hemmt er den Parasympathikus, seinen Gegenspieler im autonomen Nervensystem, dessen Aktivität ansonsten zu einer entspannten Erholungslage führen würde (10). Bei andauerndem Stress werden nun aber nicht nur der Parasympathikus gehemmt und der Sympathikus verstärkt aktiviert. Vielmehr wird auch ein von Immunzellen gebildeter Botenstoff namens Interleukin-6 (IL-6) vermehrt ins Blut ausgeschüttet. Und dieser fördert Entzündungsreaktionen, wie Janice Kiecolt-Glaser und Kollegen herausfanden (14). Die amerikanische Forscherin hatte sechs Jahre lang regelmäßig die IL-6-Blut-Titer von ständig gestressten älteren Männern und Frauen bestimmt, die ihren chronisch erkrankten und dementen Lebenspartner bis ans Lebensende pflegten mussten. Während der Beobachtungszeit stiegen die IL-6-Werte bei den 119 Pflegenden sechsmal so stark an wie bei den ebenso zahlreichen, aber weniger gestressten Personen in der Kontrollgruppe, die keine Pflegedienste verrichteten. Hohe IL-6-Werte werden aber auch bei entzündlichen rheumatischen Gelenkerkrankungen (Arthritis) und bei der Koronaren Erkrankung beobachtet. Wegen stressbedingt erhöhter IL-6-Blutwerte sind chronisch gestresste Menschen zudem besonders anfällig für Arteriosklerose (Arterienverkalkung), die man heute als eine chronische Entzündungsreaktion versteht. Sie neigen aber auch zu autoaggressiven Entzündungsreaktionen im Verlaufe von Autoimmunerkrankungen, die bekanntermaßen zur Zerstörung (Nekrose) von körpereigenem Gewebe führen können.[1]

Entzündungsfördernde (proinflammatorische) Botenstoffe des Immunsystems wie Interleukin-6, Interleukin-1 und der Tumornekrosefaktor-alpha (TNF-α) wirken aber nicht nur aktivierend auf das Immunsystem und dessen Abwehrkräfte, sondern, wie man seit langem weiß, auch in deprimierender Weise auf das Gehirn. Sie erzeugen ein Krankheitsgefühl, Fieber, Müdigkeit, Unlust und Appetitlosigkeit, also Symptome, wie man sie auch bei jedem schweren grip-

---

[1] Der Botenstoff Interleukin-6 (IL-6) bewirkt einerseits eine Vermehrung pathogener weißer Blutkörperchen (Lymphozyten vom Typ „TH-17", die bei Autoimmunerkrankungen körpereigenes Gewebe angreifen), aber andererseits auch eine Abnahme der Anzahl von „Suppressorzellen". Es handelt sich um weiße Blutkörperchen – regulatorische T-Zellen –, die bei Autoimmunerkrankungen Entzündungsreaktionen unterdrücken. Zudem stimuliert IL-6 die Produktion eines autoaggressiven Botenstoffs namens Tumornekrosefaktor-alpha (TNF-α), der in den Fresszellen (Makrophagen) des lymphatischen Gewebes gebildet wird (30).

palen Effekt erlebt (26, 28). Klar ist: Immunsystem und Gehirn beeinflussen sich gegenseitig (s. Abb. 9.1, S. 126). Das Gehirn sorgt nämlich dafür, dass eine möglicherweise überschießende (und kontraproduktive) Aktivität des Immunsystems wieder gedrosselt wird – es sei denn, das Immunsystem gerät außer Kontrolle, z. B. im Falle einer schweren Blutvergiftung (Sepsis), bei welcher der Körper mit destruktiven proinflammatorischen Botenstoffen wie TNF-α geradezu überschwemmt wird (27).

Wie bereits erwähnt, hemmt das Gehirn das Immunsystem mittels eines komplizierten hormonellen Systems (HPA-Achse, s. Abb. 4.1, S. 52) – letztlich also durch Freisetzung des Stresshormons Kortisol aus der Nebennierenrinde. Das Gehirn beeinflusst das Immunsystem und damit die Entzündung von Gewebe aber nicht ausschließlich mittels Hormonen, sondern auch über das autonome Nervensystem, insbesondere durch einen Hirnnerv namens Nervus vagus (31). Mit seinen (parasympathischen) Nervenfasern versorgt (innerviert) der im Hirnstamm entspringende „Vagus" nämlich nicht nur das Herz und einen großen Teil der Eingeweide, sondern auch das so genannte retikuloendotheliale System. So kann er auf die Makrophagen (Fresszellen) einwirken – große Immunzellen, die sich in den Lymphknoten, aber auch in Milz, Darm, Gelenkspalten, Lungenalveolen und Leber befinden. Genau so wie der „Vagus" mit seiner Aktivität den Herzschlag verlangsamt und den Puls senkt, so hemmt er offenbar auch gewisse Reaktionen des Immunsystems, insbesondere der Makrophagen, indem er an den peripheren Nervenendigungen einen bestimmten Botenstoff freisetzt: Acetylcholin.

Wie der amerikanische Psychoimmunologe Kevin Tracey und Kollegen (5) herausfanden, hemmt der Nervus vagus Entzündungsreaktionen dadurch, dass sein Neurotransmitter Acetylcholin an spezifische molekulare Rezeptoren auf der Zellmembran von Makrophagen andockt – etwa wenn die Nervenfasern elektrisch gereizt werden. Die Elektrostimulation des Vagus senkte – zumindest bei Versuchstieren – im Falle einer Blutvergiftung die hohen Blutwerte von TNF-α und minderte, bei chronischer Polyarthritis, die Entzündungserscheinungen in den Gelenken (2, 31). Indessen blieben in den Experimenten mit Traceys Labormäusen diese heilsamen Wirkungen aus, wenn für den Versuch gentechnisch manipulierte Tiere verwendet wurden, bei denen ein Teil des Rezeptor-Moleküls defekt war, nämlich die Untereinheit Alpha-7, der molekulare Angriffspunkt des Acetylcholins (32). Offensichtlich ist dieser Teil des Moleküls für die entzündungshemmende Wirkung des Vagus zwingend erforderlich.

▶ Könnten statt einer Stimulation des Vagusnervs auch entspannende psychologische Interventionen hilfreich sein, die vermutlich das parasympathische Nervensystem und damit die zum Immunsystem führenden Vagusfasern aktivieren? Tracey (31) erwägt diese Option. Er erinnert daran, dass Hypnose – also gesprochene Worte – und Meditation den Vagus aktivieren und dadurch Überreaktionen eines autoaggressiven Immunsystems hemmen könnten. Wenn schon die Magensaftsekretion über den Vagusnerv durch Autosuggestion und Hypnose beeinflusst werden kann (15) – warum nicht auch das ebenfalls vom Vagus innervierte Immunsystem? Und wenn es schon dem berühmten indischen Yogi Swami Rama gelang, durch Meditation und autosuggestive Techniken, also allein durch die Kraft der Imagination, die Herzfrequenz zu erhöhen oder zu senken – warum sollte es dann nicht auch möglich sein, auf analoge Weise das Immunsystem zu zügeln, das ja wie das Herz durch das autonome Nervensystem beeinflusst wird? Vielleicht gelänge dies ja auch mithilfe von Autogenem Training oder Biofeedback-Techniken, dank derer ein Mensch lernen könnte, das parasympathische Nervensystem immer besser zu beeinflussen.

Vielleicht, so fragt der belgische Immunologe Claude Libert, ließe sich ja experimentell sogar herausfinden, ob auch die entspannende und angeblich heilsame Wirkung von Gebet und Meditation auf entzündliche Prozesse tatsächlich über den parasympathischen Ast des autonomen Nervensystems vermittelt wird – völlig unbewusst natürlich (19). Und ließen sich so möglicherweise auch gewisse Wunderheilungen etwas besser verstehen, die in der Öffentlichkeit kontrovers diskutiert werden? Das ist die Frage.

In diesem Zusammenhang wird gerne ein Bericht von Blaise Pascal (1623–1662) über die plötzliche Heilung seiner zehnjährigen Nichte Marguerite Périer zitiert (24). Der berühmte französische Philosoph und Mathematiker war sehr gläubig. Als sein geliebtes Patenkind nach der bloßen Berührung einer heiligen Reliquie von einem Tag auf den anderen von scheinbar unheilbaren jahrelangen eitrigen Abszessen und Fisteln im Gesicht genas, glaubte er fest an ein göttliches Wunder. Sogar die berühmtesten Ärzte Frankreichs und natürlich die katholische Kirche bestätigten damals die Wunderheilung. Wurde also Pascals Patenkind geheilt, weil es an die Macht der Reliquie glaubte, betete und seine Genesung erwartete?

Was passiert eigentlich im Gehirn beim Beten oder meditativen Verhalten von Gläubigen? Eine von Antoine Lutz und Kollegen im Labor des amerikanischen Neuropsychologen Richard Davidson von der Universität Wisconsin in Madison durchgeführte EEG-Studie an meditierenden buddhistischen Mönchen brachte darüber Aufschluss: Schon etwa 5 bis 10 Sekunden nach Beginn einer willkürlich eingeleiteten Meditation kam es in weit voneinander entfernten Hirnregionen zu einer Synchronisierung und Zunahme der Amplitude von so genannten Gammawellen (Wellen im Frequenzbereich von 25 bis 42 Hz), wohingegen die Amplitude, also der Ausschlag langsamerer Hirnwellen (4 bis 13

Hz) abnahm (20). Eine so dramatische Veränderung in den Hirnströmen dürfte vermutlich die Folge einer weitgehenden Synchronisierung der 40-Hz-Oszillationen der neuronalen Aktivität in großen Bereichen des Gehirns und – wie die Autoren bemerken – womöglich auch Ausdruck eines besonderen, integralen Bewusstseinszustandes sein. Selbst wenn die Mönche gerade nicht meditierten, war das Verhältnis von schnellen und langsamen Oszillationen deutlich größer als bei den Studienteilnehmern, die keine Erfahrung in Meditationspraktiken hatten. Die Neuronen arbeiteten also vermehrt synchronisiert.

Bei den buddhistischen Mönchen bewirkt offenbar das jahrelange Meditationstraining mit der Zeit nachhaltige Veränderungen in den neuronalen Netzwerken des Frontalhirns, insbesondere eine (im Vergleich zum rechten präfrontalen Kortex) stärkere Aktivierung des linken Stirnhirns (29). Das bedeutet: Offenbar können langjährige spirituelle Erfahrungen den menschlichen Geist und das menschliche Gehirn umgestalten, das Gefühlsleben wird gelassener und ausgeglichener – mit heilsamen Folgen auch für das Immunsystem, wie wir schon zu Beginn dieses Kapitels sahen.

Vorstellungen, die einen Einfluss von Meditation, Glauben und Hoffnung auf die Gesundheit des Körpers beinhalten, schienen in der Vergangenheit naturwissenschaftlich orientierten „Schulmedizinern" oftmals „irrational", ja suspekt, da sie scheinbar nicht mit biologischen Mechanismen und Konzepten vereinbar sind. Ist es rational überhaupt zu verstehen, dass unsere Psyche und unser Gehirn das Immunsystem und damit die körpereigenen Abwehrkräfte stärken oder schwächen und so die Gesundheit des übrigen Körpers beeinflussen? Das ist eine alte Frage. Sie hatte bereits Mitte der 70er Jahre die amerikanischen Psychiater Robert Ader und Nicholas Cohen bewegt, als sie mit ihren Tierversuchen eine wesentliche Rolle des Gehirns bei immunologischen Reaktionen entdeckten und damit das Psychoneuro-immunologie-Paradigma begründeten (1). Damals zeigten sie mit ihren Experimenten, dass die Immunabwehr konditioniert werden kann, und zwar im Prinzip ebenso wie der bekannte „bedingte Reflex" in den klassischen Versuchen von Iwan Petrowitsch Pawlow (1848–1936). Durch die Konditionierung hatte das Versuchstier (eine Ratte) gelernt, auf die Gabe von Süßstoff (Saccharin) genauso mit einer Schwächung des Immunsystems zu reagieren wie auf einen unkonditionierten Reiz, nämlich die Verabreichung eines immunsuppressiven Pharmakons namens Zyklophosphamid.

In den folgenden Jahren bestätigten Psychoimmunologen die frühen Konditionierungsexperimente von Ader und Cohen und sie erkannten, dass bei Mensch und Tier die Qualität der „körpereigenen Abwehr" offensichtlich durch Erfahrungen beeinflusst werden kann, die sich ins Gehirn eingeschrieben haben (16, 21, 9). Im Prinzip könne die Konditionierung des Immunsystems sogar einen Placebo-Effekt hervorrufen, wenn beispielsweise ein zuvor erwiesenermaßen immunsuppressiv wirksames Präparat etwas später durch ein mit *den richtigen Worten* glaubhaft verabreichtes Scheinmedikament ersetzt werde, sagt der Essener Psychoimmunologe Manfred Schedlowski (7, 23). Viel hängt offenbar auch davon ab, welche Bedeutung wir den Erfahrungen beimessen. Aufgrund dieser Bedeutungsbeimessung können Glaubensstrukturen die körpereigenen Abwehrkräfte enorm beeinflussen (11, 26).

Gerade in den letzten Jahren haben Neuropsychoimmunologen ganz neue Zusammenhänge zwischen der Psyche und den Vorgängen im Immunsystem aufgezeigt, die uns eine Idee davon geben, wie Gehirn und Geist („mind") auf unsere Gesundheit einwirken können.

Literatur

1 Ader R, Cohen N (1975). Behaviorally conditioned immunosuppression. Psychosom Med; 37: 333–40.

2 Borovikova LV, Ivanova S, Zhang M, Yang H, Botchkina GI, Watkins LR, Wang H, Abumrad N, Eaton JW, Tracey KJ (2000). Vagus nerve stimulation attenuates the systemic inflammatory response to endotoxin. Nature; 405: 458–62.

3 Buss KA, Schumacher JR, Dolski I, Kalin NH, Goldsmith HH, Davidson RJ (2003). Right frontal brain activity, cortisol, and withdrawal behavior in 6-month-old infants. Behav Neurosci; 117: 11–20.

4 Cohen S, Tyrrell DA, Smith AP (1991). Psychological stress and susceptibility to the common cold. N Engl J Med; 325: 606–12.

5 Czura CJ, Friedman SG, Tracey KJ (2003). Neural inhibition of inflammation: the cholinergic anti-inflammatory pathway. J Endotoxin Res; 9: 409–13.

6 Davidson RJ, Kabat-Zinn J, Schumacher J, Rosenkranz M, Muller D, Santorelli SF, Urbanowski F, Harrington A, Bonus K, Sheridan JF (2003). Alterations in brain and immune function produced by mindfulness meditation. Psychosom Med; 65: 564–70.

7 Enck P, Benedetti F, Schedlowski M (2008). New insights into the placebo and nocebo responses. Neuron; 59(2): 195–206.

8 Fröhlich T, Haux R, Roebruck P (1998). Ungedämpfter psychosozialer Stress determiniert die Wahrscheinlichkeit der Entwicklung bronchialer Hyperreagibilität im Säuglings- und Kleinkindalter. Monatsschr Kinderheilk; 146: 296.

9 Goebel MU, Trebst AE, Steiner J, Xie YF, Exton MS, Frede S, Canbay AE, Michel MC, Heemann U, Schedlowski M (2002). Behavioral conditioning of immunosuppression is possible in humans. FASEB J; 16: 1869–73.

10 Hess WR (1968). Psychologie in biologischer Sicht. 2. Aufl. Stuttgart: Thieme.

11 Jerry M (1996). Psychoneuroimmunology. In: Greger R, Windhorst U (eds). Comprehensive Human Physiology. From cellular mechanisms to integration. Vol. 2. Berlin, Heidelberg: Springer; 1731–45.

12 Kiecolt-Glaser JK, Glaser R, Gravenstein S, Malarkey WB, Sheridan J (1996). Chronic stress alters the immune response to influenza virus vaccine in older adults. Proc Natl Acad Sci USA; 93: 3043–7.

13 Kiecolt-Glaser JK, Marucha PT, Atkinson C, Glaser R (2001). Hypnosis as a modulator of cellular immune dysregulation during acute stress. J Consult Clin Psychol; 69: 674–82.

14 Kiecolt-Glaser JK, Preacher KJ, MacCallum RC, Atkinson C, Malarkey WB, Glaser R (2003). Chronic stress and age-related increases in the proinflammatory cytokine IL-6. Proc Natl Acad Sci USA; 100: 9090–5.

15 Klein KB, Spiegel D (1989). Modulation of gastric acid secretion by hypnosis. Gastroenterology; 96: 1383–7.

16 Klosterhalfen W, Klosterhalfen S (1983). Pavlovian conditioning of immunosuppression modifies adjuvant arthritis in rats. Behav Neurosci; 97: 663–6.

17 Kodama A, Horikawa T, Suzuki T, Ajiki W, Takashima T, Harada S, Ichihashi M (1999). Effect of stress on atopic dermatitis: investigation in patients after the great hanshin earthquake. J Allergy Clin Immunol; 104: 173–6.

18 Küchenhoff J (1993). Psychosomatik des Morbus Crohn. Stuttgart: Thieme.

19 Libert C (2003). Inflammation: A nervous connection. Nature; 421: 328–9.

20 Lutz A, Greischar LL, Rawlings NB, Ricard M, Davidson RJ (2004). Long-term meditators self-induce high-amplitude gamma synchrony during mental practice. Proc Natl Acad Sci USA; 101: 16369–73.

21 Oberbeck R, Kromm A, Exton MS, Schade U, Schedlowski M (2003). Pavlovian conditioning of endotoxin-tolerance in rats. Brain Behav Immun; 17: 20–7.

22 Olff M (1999). Stress, depression and immunity: the role of defense and coping styles. Psychiatry Res; 85: 7–15.

23 Pacheco-López G, Engler H, Niemi MB, Schedlowski M (2006). Expectations and associations that heal: Immunomodulatory placebo effects and its neurobiology. Brain Behav Immun; 20: 430–46.

24 Périer G (1947). Vie de Pascal. In: Pascal B. Pensées. Genève: Editions Pierre Cailler; 30.

25 Rosenkranz MA, Jackson DC, Dalton KM, Dolski I, Ryff CD, Singer BH, Muller D, Kalin NH, Davidson RJ (2003). Affective style and in vivo immune response: neurobehavioral mechanisms. Proc Natl Acad Sci USA; 100: 11148–52.

26 Rüegg JC (2005). Psychoneuroimmunologie – die reziproke Beziehung zwischen Gehirn und Immunsystem. In: Thun-Hohenstein L (Hrsg). Übergänge. Wendepunkte und Zäsuren in der kindlichen Entwicklung. Göttingen: Vandenhoeck & Ruprecht; 39–53.

27 Rüegg JC (2007). Gehirn, Psyche und Körper. Neurobiologie von Psychosomatik und Psychotherapie. 4. Aufl. Stuttgart, New York: Schattauer.

28 Schuld A, Pollmächer T (2004). Wirkungen inflammatorischer Zytokine auf Affekt und Kognition. Nervenheilkunde; 23: 110–15.

29 Singer W, Ricard M (2008). Hirnforschung und Meditation. Ein Dialog. Frankfurt a. M.: Suhrkamp.

30 Tato CM, O'Shea JJ (2006). Immunology: what does it mean to be just 17? Nature; 441: 166–8.

31 Tracey KJ (2002). The inflammatory reflex. Nature; 420: 853–9.

32 Wang H, Yu M, Ochani M, Amella CA, Tanovic M, Susarla S, Li JH, Wang H, Yang H, Ulloa L, Al-Abed Y, Czura CJ, Tracey KJ (2003). Nicotinic acetylcholine receptor alpha7 subunit is an essential regulator of inflammation. Nature; 421: 328–9.

10 Heilende Worte

„Sprechende Medizin" wirkt

Verdacht auf Herzinfarkt. Bei manchen als Notfall ins Krankenhaus eingewiesenen Männern und Frauen erweist sich allerdings der vermeintliche „Herzanfall" zur großen Erleichterung aller Betroffenen als – psychogene – Panikattacke, verbunden mit Todesangst, Beklemmung, rasendem Puls und Atemnot. Das gut geführte und mit Empathie verbundene, mut- und trostspendende ärztliche Gespräch ist dann ein wesentliches Element der ärztlichen Kunst. „Sprechende Medizin" ist das Schlagwort. Vielen Angst-Patienten gelingt der Ausstieg aus der Panik allein schon durch den beruhigenden Zuspruch eines Arztes – etwa aufgrund der Versicherung: „Körperlich fehlt Ihnen nichts, Ihr Herz ist gesund; die Symptome sind wohl durch Stress bedingt." Vor allem sei es wichtig, dem Patienten zunächst zur Einsicht zu verhelfen, dass bestimmt kein lebensbedrohlicher Zustand vorliege und es sich (nur) um eine „nervöse Störung" handele, schreiben Boris Luban-Plozza und Kollegen in ihrem Buch „Der Arzt als Arznei" (14).

Angesichts des Überhandnehmens psychosomatischer Erkrankungen sei wohl mindestens ein Viertel, wenn nicht gar ein Drittel der Arbeit des praktischen Arztes reine Psychotherapie – also „sprechende Medizin", meinte schon vor über 50 Jahren der britische Arzt und Psychotherapeut Michael Balint (1). Er wies immer wieder darauf hin, wie sehr die Worte eines Arztes den Gesundungsprozess beeinflussen können. Nicht nur die verabreichten Pillen seien wichtig, sagte er, sondern auch die Worte, mit denen der Arzt sie dem Patienten verschreibe. Das wichtigste Heilmittel sei der Arzt selbst, der „Arzt als Arznei" sozusagen. „Worte sind die mächtigste Droge, welche die Menschheit besitzt", schrieb einmal Rudyard Kipling (1865–1936).

Wie heilsam die Worte des Arztes sind, wusste man freilich schon in der Antike. So ließ der griechische Philosoph Platon im Dialog „Charmides" seinen Mentor Sokrates sagen, ein gewisses Heilkraut – ein Kopfwehmittel – wirke nur dann, wenn es mit den richtigen Worten verabreicht werde (23). Und einer christlich-religiösen Auffassung gemäß ist das Gebet – die Fürbitte – vielleicht die wirkungsvollste Form des heilenden Gesprächs überhaupt.

Worte können krank machen – kränken –, aber auch zur Genesung beitragen, wie wir alle wissen. Aber wie genau können Worte gesund machen? Was passiert beim Gespräch mit dem Arzt oder mit dem Therapeuten im Gehirn von Patienten, die etwa infolge von Stress unter Schmerzen, Ängsten oder Depressionen leiden?

▶ Bis vor wenigen Jahren herrschte die Meinung vor, Psychotherapie – sprechende Medizin – könne nicht auf (neuro-)biologische Weise wirken, also stofflich fassbar durch die Veränderung von Nervenzellen. Als Begründung wurde angeführt, dass die komplexen Verbindungen zwischen den Nervenzellen des Gehirns schon in früher Kindheit lebenslang festgelegt würden. Inzwischen weiß man freilich, dass das Gehirn bis ins hohe Alter veränderbar, also plastisch ist. Man spricht von „neuronaler Plastizität". Verknüpfungen zwischen den Neuronen werden erfahrungsabhängig verändert, und noch im Alter können neue Nervenzellen entstehen. Alles, was wir im Gespräch, auch im therapeutischen Gespräch, aufnehmen und bewusst oder unbewusst im Gedächtnis speichern, verändert unsere neuronalen Netzwerke und seine synaptischen Verknüpfungen. Denn auf solchen Mechanismen beruht ja gerade unser Gedächtnis. Spricht also ein Mensch mit einem anderen, so bewirke er in dessen Gehirn Veränderungen in der synaptischen Verknüpfung neuronaler Netzwerke, sagt der Nobelpreisträger Eric Kandel (9, 10). Lässt sich so vielleicht verstehen, wie auch im Laufe einer Psychotherapie neue Erfahrungen – auch Worte und Gedanken – die Strukturen des Gehirns verändern können und damit Betroffenen möglicherweise helfen? Die Innsbrucker Psychotherapeutin Anna Buchheim erinnert daran, dass Kandel schon seit langem die Meinung vertrete, „dass erfolgreiche Psychotherapie ähnlich wie medikamentöse Therapie auf der Ebene neuronaler Verschaltungen und Synapsen zur Wirkung komme" (4).

Der Beweis: Hirnforschern einer kalifornischen Arbeitsgruppe um Sanjaya Saxena, Arthur Brody und Jeffrey Schwartz (28) gelang der Nachweis, dass eine intensive Psychotherapie schon nach ungefähr vier Wochen eine nachhaltig heilsame und auch mit modernen bildgebenden Verfahren fassbare Veränderung im Gehirn bewirken konnte. Sie zeigten dies an therapierten Menschen, die unter einem Waschzwang gelitten hatten. Menschen mit einer Zwangsstörung (Obsessive-Compulsive Disorder, OCD) leiden unter Obsessionen, sich ständig aufdrängenden und beunruhigenden Gedanken und Befürchtungen. Sie ängstigen sich, dass etwas Schlimmes geschehen könnte, falls sie nicht ihrem Zwangsdenken nachgeben. Zwanghafte automatisierte und ritualisierte Verhaltensmechanismen dieser Art lassen sich willentlich überhaupt nicht kontrollieren und sind manchmal auch nur schwer zu therapieren. Ihnen liegt, neurobiologisch betrachtet, u. a. eine Störung in den Basalganglien zugrunde – vor allem im Kopf des Schwanzkerns (Nucleus caudatus), dessen Glukose-Stoffwechsel, Durchblutung und neuronale Aktivität drastisch erhöht sind. Wie Studien mit einem bildgebenden Verfahren, der Positronenemissionstomographie (PET) zeigten, lässt sich diese Veränderung – die Hyperaktivität – sowohl durch eine erfolgreiche Pharmakotherapie mit antidepressiv wirkenden Medikamenten (SSRI) als auch durch Psychotherapie bzw. Verhaltenstherapie rückgängig machen, sofern die Therapie wirkt (2). Mit anderen Worten: Eine Psychotherapie wirkt auch auf biologische Weise, und zwar im Prinzip fast genauso wie antidepressive Medikamente, nämlich durch eine nachhaltige Veränderung des Gehirns (12). Die bei einer Zwangsstörung auftretenden krankmachenden Veränderungen im Gehirn werden anscheinend auch durch eine Kognitive Verhaltenstherapie wieder normalisiert, wenn sie erfolgreich ist (29, 30).

▶ Nicht nur Zwangsstörungen, auch ausgewachsene klinische Depressionen können sowohl nach einer Kognitiven Verhaltenstherapie als auch nach Pharmakotherapie mit modernen Antidepressiva (SSRI) eine nachhaltige Besserung erfahren. Dabei verändert sich das limbische System, wie mit einem bildgebenden Verfahren (PET) nachgewiesen wurde (7).

Eine depressionsspezifische, auf Achtsamkeit basierende kognitive Verhaltenstherapie („mindfulness-based cognitive therapy") zeigt ein sehr viel versprechendes Behandlungskonzept für eine klinische Depression (Major Depression). Vor allem werden dadurch gewöhnlich die gefürchteten depressiven Rückfälle vermieden, mit denen Patienten nach Absetzen ihrer Psychopharmaka rechnen müssen (15). Das Risiko eines Rückfalls halbiert sich dank der neuen Behandlungsmethode, weil die Patienten lernen, ihre wiederauftauchenden destruktiven Gedanken rechtzeitig zu erkennen, um sie dann gleichsam in Quarantäne zu schicken. Dies gelingt, indem sie z. B. ihre Aufmerksamkeit ganz auf die Atmung und andere Körperfunktionen lenken. Dadurch verhindern sie, von ihren kreisenden Gedanken – etwa einem ungerechtfertigten Erkrankungs- oder Verarmungswahn – in den Strudel einer Depression gezogen zu werden. Und so behalten sie die Kontrolle über ihre Gedankenwelt. Zwar nehmen die Patienten noch immer ihre negativen Gedanken wahr; aber sie verstehen, dass diese völlig unbegründet sind – und dass sie auch infolge der krankhaften Überaktivität bestimmter neuronaler Netzwerke im limbisch-emotionalen System entstehen.

Nach allem, was wir heute wissen, ist bei Menschen, die aufgrund ihrer genetischen Veranlagung zu Depressionen neigen, die Struktur der Hirnrinde eines bestimmten Areals des limbischen Systems verändert. Es befindet sich an der Innenseite einer Hirnhemisphäre – genau gesagt: in einem im Stirnhirn direkt unter dem Knie des Balkens gelegenen Bezirk der Gürtelwindung (Gyrus cinguli) (22). In der heute üblichen Terminologie (nach Korbenian Brodmann) handelt es sich dabei hauptsächlich um das Brodmann-Areal 25 (BA 25). Bricht dann, etwa nach einem schweren Schicksalsschlag, die Depression aus, wird so das Areal BA 25 (engl. Cg 25) hyperaktiv, wie mit bildgebenden Verfahren gezeigt wurde.

Der in Toronto tätigen Psychiaterin Helen Mayberg gelang es nun, bei ihren klinisch depressiven Patienten die Aktivität dieses winzigen Teils der Hirnrinde durch ein innovatives Verfahren zu normalisieren: die so genannte tiefe Hirnstimulation (13, 17, 25). Und dieser Effekt war nachhaltig: Sogar noch drei Monate nach der Stimulation fühlten sich ansonsten therapieresistente Patienten besser. Erstaunlicherweise war dies manchmal sogar schon *während* der Hirnstimulation der Fall, jedenfalls aber immer dann, wenn sich das Areal 25 beruhigte – so, als ob im Gehirn „ein Schalter umgelegt würde". Die Stimmung hellte sich auf – „wie wenn auf ein Mal eine schwere Last weggenommen würde", meinte eine Patientin. Eine nachhaltige Reduktion der für Depression typischen Symptom-Scores[1] bzw. eine Besänftigung des Areals 25 trat jedoch nicht nur nach einer tiefen Hirnstimulation ein, sondern auch nach einer erfolgreichen Pharmakotherapie mit SSRI (25). Selbst ein mit suggestiven Worten verabreichtes Scheinmedikament war imstande, den hyperaktiven subgenualen Gyrus cinguli zu bändigen und damit die Befindlichkeit zu verbessern, wenn der Depressive *dachte*, er erhalte ein wirksames Heilmittel (16, 25). Anscheinend werden durch solche Gedanken Selbstheilungskräfte mobilisiert, die wiederum das Gehirn verändern. Allerdings bleibt es ein Rätsel, warum Pharmakotherapie, Placebos, die tiefe Hirnstimulation und die Kognitive Verhaltenstherapie das Gehirn und insbesondere den präfrontalen Kortex etwas unterschiedlich beeinflussen (12).

Wie Mayberg und ihre Kollegen (7, 13, 25) herausfanden, aktivieren Hirnstimulation, Placebos und SSRI jeweils den dorsolateralen präfrontalen Kortex. Eine (auf Achtsamkeit basierte) kognitive Therapie der Depression hemmt hingegen die neuronale Aktivität im Stirnhirn, insbesondere in einem hyperaktiven Areal, in dessen neuronalen Netzwerken bei Depressiven anscheinend die negativen Gedanken kreisen. Bereits das ständige Grübeln über traurige Erlebnisse verstärkt die Aktivität im (rechten) präfrontalen Kortex und im subgenualen Gyrus cinguli (Areal 25) – und damit auch die negativen Affekte (25). So ist es nicht verwunderlich, dass eine gelingende, auf Veränderung des Denkstils zielende kognitive Depressionstherapie nicht nur das limbische System „zähmt", sondern auch die überer-

---

[1] Zahlenwerte auf der so genannten Hamilton-Skala (nach Max Hamilton), einem Diagnosewerkzeug zur Beurteilung der Frage, wie sehr bestimmte Symptome einer Depression (z. B. Schuldgefühle, Suizidgedanken, Schlaflosigkeit) ausgeprägt sind

regten neuronalen Schaltkreise im präfrontalen Kortex (3). Eine Voraussetzung für den Heilungserfolg war aber – wie gesagt –, dass die Patienten auch lernten, ihre negativen Affekte und Gedankenmuster besser zu beachten, zu erkennen und zu kontrollieren.

Nun beansprucht das Ankämpfen gegen negative Affekte wie Ärger und Traurigkeit vor allem Teile des rechten präfrontalen Kortex (18). Werden wohl deshalb diese Rindenfelder gewöhnlich auch hyperaktiv, wenn solche destruktiven Gefühle entstehen (5, 26)?

Auch bei bestimmten Ängsten, etwa einer Spinnenphobie, ist offenbar ebenfalls der präfrontale Kortex betroffen, wie Paquette und Kollegen (19) mit funktioneller Magnetresonanztomographie (fMRT) herausfanden. Ein seitlich unter der Schädelkalotte gelegener Teil des rechten Stirnhirns (dorsolateraler präfrontaler Kortex bzw. Brodmann-Areal 10) „leuchtete" nämlich im Hirnscan jedes Mal auf, wenn einer unter Spinnenphobie leidenden Angst-Patientin das Bild einer Spinne präsentiert wurde. Dies war jedoch nicht mehr der Fall, nachdem die Patientin in einer erfolgreichen kognitiven Therapie „verinnerlicht" hatte, dass Spinnen im Grunde genommen ganz harmlose Tierchen seien, vor denen sie sich nicht zu fürchten brauche. Solche Befunde zeigen eindrucksvoll, dass eine Kognitive Verhaltenstherapie der Spinnenphobie „fehlverschaltete" neuronale Schaltkreise des Frontalhirns „reparieren" kann, sagt Vincent Paquette. Eine kognitive Umstrukturierung – eine Änderung des Denkstils – bewirke eben auch eine neuronale Umstrukturierung: „Change the mind and you change the brain." Inwiefern tiefenpsychologisch orientierte Verfahren ähnliche Veränderungen im Gehirn auslösen können, wird sich zeigen (4).

▶ Doch nicht nur die Kognitive Verhaltenstherapie, auch auf Achtsamkeit basierende Meditationstechniken („Mindfulness-Meditation") rufen nachhaltige Veränderungen in den neuronalen Netzwerken des Stirnhirns hervor. So waren die im Elektroenzephalogramm erfassten Hirnströme nach dem Erlernen der Achtsamkeitsmeditation im linken Präfrontalhirn etwas deutlicher ausgeprägt als vor dem Meditationstraining, während die EEG-Aktivität im rechten Präfrontalhirn eher abnahm (5). Deshalb würden Meditierende nach ihrem mentalen Training mit der Zeit optimistischer und zufriedener, selbst wenn sie gerade nicht meditierten, meint der amerikanische Neuropsychologe Richard Davidson. Und wer sich eifrig in Achtsamkeitsmeditation übe, der werde immer glücklicher.[2] Zufriedenheit und Glück ließen sich erlernen, wie beispielsweise das Geige- oder Klavierspielen. Auch dabei werde ja das Gehirn (strukturell) verändert.

Wie der Konstanzer Psychologe Thomas Elbert zusammen mit seinen amerikanischen Kollegen entdeckte, vergrößert sich bei Geigern mit den Jahren das für die Spielfinger zuständige Hirnareal, das sich im rechten Frontallappen im motorischen Kortex befindet (6). Diese Forschungsergebnisse sind inzwischen vielfach bestätigt worden. Alvaro Pascual-Leone und Kollegen ließen Versuchspersonen eine einfache Fingerübung auf einer Klaviatur lernen. Sie sollten die Passage zum Takt eines Metronoms so schnell wie möglich 20-mal hintereinander fehlerfrei spielen und dies eine Woche lang jeden Tag zwei Stunden lang üben. Danach

---

[2] So Richard Davidson im Dialog mit dem 15. Dalai Lama auf einer Konferenz des Mind and Life Institute (www.MindandLife.org) im Herbst 2004 in Dharamsala – resümiert von Sharon Begley (3) in ihrem Bericht über die Tagung. Vgl. auch Eckart von Hirschhausen (8), der schreibt: „Glück ist eine Fertigkeit, die sich erlernen lässt wie eine Sportart oder das Spielen eines Musikinstruments, lautete Davidsons Schlussfolgerung."

überprüften die Hirnforscher mithilfe einer so genannten transkraniellen Magnetstimulation die Ausdehnung der Repräsentation der Spielfinger im motorischen Kortex.[3] Es war keine Überraschung, dass sich das Areal vergrößerte. Unerwartet war jedoch ein anderes Ergebnis: Das „Fingerareal" im motorischen Kortex vergrößerte sich auch bei denjenigen Probanden, die eine Fingerübung nur virtuell ausführten, also im Geiste bzw. in ihrer Imagination (20). Allein schon das mentale Training – der eigentliche Denkvorgang – bewirke offenbar eine neuroplastische Veränderung, folgerte später Pascual-Leone (21). Also wäre der menschliche Geist nicht nur ein Epiphänomen neuronaler Prozesse, sondern – wie wir bereits zu Beginn dieses Buchs sahen – eine Instanz im Sinne von Popper und Eccles (24), also eine mentale „Kraft", die das Gehirn verändern kann. Der sich seiner selbst bewusste menschliche Geist hat offensichtlich emergente Eigenschaften; er ist etwas anderes als nur das „Feuern der Neurone" (wie Vertreter des eliminativen Materialismus behaupten).

Freilich sind mentale und neuronale Aktivitäten untrennbar miteinander verbunden, und Denken und Bewusstsein sind ohne die Aktivität neuronaler Netzwerke überhaupt nicht möglich. Gedanken und Ideen, an die man sich später bewusst erinnern möchte, bewirken eine erhöhte neuronale Aktivität bestimmter Schaltkreise. Sie graben sich gleichsam ins Gedächtnis ein und restrukturieren dabei synaptische Verknüpfungen in neuronalen Netzwerken, selbst

---

[3] Mithilfe der transkraniellen Magnetstimulation kann ein eng umschriebener Bereich des motorischen Kortex – etwa das Areal für die Spielfinger eines Musikers – temporär inaktiviert und damit die Fingerbewegung vorübergehend gelähmt werden. So lässt sich das „Fingerareal" im Bereich des motorischen Kortex (Gyrus praecentralis) lokalisieren und eingrenzen.

wenn sie nur sekundenlang bewusst im Arbeitsgedächtnis festgehalten werden (27). Wie wir sahen, verändern sie das Gehirn. Man spricht von mental gesteuerter Neuroplastizität („self-directed neuroplasticity"). Mit anderen Worten: Es scheint, dass wir durch unseren Geist – unsere Gedanken – die komplexen materiellen Strukturen unseres Gehirns, die neuronalen Ensembles, verändern können, insbesondere dann, wenn immerzu die gleichen Gedanken wiederkehren und sich dem Bewusstsein aufdrängen. Die neuronalen Vernetzungen werden aber durch positive Überzeugungen und positives Denken zweifelsohne etwas anders verändert als durch negatives Gedankenkreisen, das für Depressionen und Zwangsstörungen typisch ist.

Könnten also durch Worte und positive Gedanken das Gehirn verändert und damit im Körper Selbstheilungskräfte mobilisiert werden, die dann – beispielsweise – auch den Schmerz bekämpfen? Wenn ein Mensch seine Hand in eisiges Wasser taucht, so hängt die Stärke der Schmerzempfindung sehr von seiner mentalen Einstellung ab. Sagt etwa der Versuchsleiter dem Probanden, die eisige Kälte „härte ab" und stärke somit die Gesundheit, so spürt er geringere Schmerzen und lässt somit die Hände länger (schmerzfrei) im eisigen Wasser, als wenn er glaubt, die Kälte bewirke eine Erkältung (27).

▶ Wie mächtig die Worte eines guten Arztes und die dadurch vermittelten Überzeugungen sein können, verdeutlicht die moderne, neurobiologisch fundierte Placebo-Forschung (s. auch Kap. 5, S. 67). Werden bei Schmerzen vom Arzt Scheinmedikamente mit den Worten „Diese Tabletten nehmen den Schmerz" verabreicht, so spüren manche Betroffenen eine Linderung ihrer Schmerzen. Bei ihnen wird nämlich nach Placebo-Gabe im Nucleus accumbens (einem Teil der Basalganglien) der motivierende Neuromodulator Dopamin ausgeschüttet. Und daraufhin wird im Präfrontalhirn ein schmerzhemmendes endogenes Opioid freigesetzt (31, 33). Placebos – bzw. die suggestiven Worte des Arztes – bewirken also biochemische Reaktionen, sie verändern das Gehirn! Dadurch wird die schmerzbedingte Hyperaktivität der emotionalen „Schmerzzentren" im limbischen System reduziert, der Schmerz lässt nach. Zu diesen Schlussfolgerungen führten Untersuchungen von Versuchspersonen, deren Hirn nach Placebo-Gabe im Kernspintomographen funktionell gescannt wurde, während der Versuchsleiter die Haut am Unterarm schmerzhaft erhitzte (32).

Für den schmerzlindernden Effekt des Placebos war aber anscheinend die tatsächliche Applikation des Scheinmedikaments gar nicht erforderlich. Offenbar genügte das gesprochene Wort. Sagte nämlich der Versuchsleiter mit Überzeugung, der applizierte Schmerzreiz sei nur schwach und tue überhaupt nicht weh, so empfand der Angesprochene meistens auch keinen Schmerz. Auch in diesem Fall war das emotionale „Schmerzzentrum" des Gehirns weniger aktiv und weniger durchblutet. Der Leiter dieser Studie (11), der in der amerikanischen Wake Forest University tätige Schmerzforscher Robert Coghill, betonte, wie entscheidend es sei, dass der Proband dem Versuchsleiter vertraue, also seinen Worten glaube und deshalb auch keinen Schmerzreiz erwarte. Offensichtlich können Glaube und Hoffnung auf Schmerzlinderung nicht nur den im Körper lokalisierten Schmerz hemmen, sondern auch den Stoffwechsel und die Durchblutung sowie die neuronale Aktivität der Hirnrinde in der Gürtelwindung, dank welcher der Schmerzaffekt ins Bewusstsein gerufen wird. Damit werde auch verständlich, wie positives Denken und positive Erwartungen – die durch das gesprochene Wort vermittelte Zuversicht und Hoffnung – die Leiden einer chronischen schmerzhaften Erkrankung lindern können, meinte Coghill.

Der Schweizer Allgemeinarzt Rudolf Schuppli sagte einmal, das Geheimnis echter ärztlicher Leistung sei die Fähigkeit, Hoffnung zu machen, auch wenn das Vermögen der Medizin als Wissenschaft beschränkt sei, und er hat recht: Verliert der Kranke erst einmal die Zuversicht und den Glauben an Genesung, so fühlt er sich hilflos und wird depressiv – bekanntermaßen mit verheerenden gesundheitlichen Folgen, nicht zuletzt auch bezüglich der körpereigenen Abwehrkräfte, die ja auch vom Zustand der Psyche abhängen (27).

Gegenwärtig leidet mindestens ein Viertel der Patienten in der Praxis eines Allgemeinmediziners an chronischen Schmerzen und anderen gesundheitlichen Beschwerden, die – oft stressbedingt – zwar körperlich in Erscheinung treten, bei denen aber medizinisch „nichts zu finden" ist. Bei solchen Leiden greifen die Betroffenen gerne zu den Tabletten, die der Arzt verschreibt. Der gute Arzt weiß aber auch, dass nicht nur seine Pillen, sondern auch seine Worte, die Zuversicht und Hoffnung vermitteln, eine heilsame Wirkung auf Gehirn und Körper entfachen können. Der „Arzt als Arznei" ist Realität, Worte können nachweislich wie Medikamente wirken. Das ist die Botschaft.

Literatur

1 Balint M (1957). Der Arzt, sein Patient und die Krankheit. Stuttgart: Ernst Klett Verlag.

2 Baxter LR Jr, Schwartz JM, Bergman KS, Szuba MP, Guze BH, Mazziotta JC, Alazraki A, Selin CE, Ferng HK, Munford P, Phelps ME (1992). Caudate glucose metabolic rate changes with both drug and behavior therapy for obsessive-compulsive disorder. Arch Gen Psychiatry; 49: 681–9.

3 Begley S (2007). Train your Mind, Change your Brain. How a new science reveals the extraordinary potential to transform ourselves. New York: Ballantine Books.

4 Buchheim A, Kächele H, Cierpka M, Münte TF, Kessler H, Wiswede D, Taubner S, Bruns G, Roth G (2008). Psychoanalyse und Neurowissenschaften. Neurobiologische Veränderungsprozesse bei psychoanalytischen Behandlungen von depressiven Patienten. Nervenheilkunde; 27: 441–5.

5 Davidson RJ, Kabat-Zinn J, Schumacher J, Rosenkranz M, Muller D, Santorelli SF, Urbanowski F, Harrington A, Bonus K, Sheridan JF (2003). Alterations in brain and immune function produced by mindfulness meditation. Psychosom Med; 65: 564–70.

6 Elbert T, Pantev C, Wienbruch C, Rockstroh B, Taub E (1995). Increased cortical representation of the fingers of the left hand in string players. Science; 270: 305–7.

7 Goldapple K, Segal Z, Garson C, Lau M, Bieling P, Kennedy S, Mayberg H (2004). Modulation of cortical-limbic pathways in major depression: treatment-specific effects of cognitive behavior therapy. Arch Gen Psychiatry; 61: 34–41.

8 Hirschhausen E v (2007). Ein Epilog. In: Spitzer M, Bertram W (Hrsg). Braintertainment. Expeditionen in die Welt von Geist & Gehirn. Stuttgart, New York: Schattauer; 196–212.

9 Kandel ER (1979). Psychotherapy and the single synapse. The impact of psychiatric thought on neurobiologic research. N Engl J Med; 301: 1028–37.

10 Kandel ER (2008). Psychiatrie, Psychoanalyse und die neue Biologie des Geistes. Frankfurt a. M.: Suhrkamp.

11 Koyama T, McHaffie JG, Laurenti PJ, Coghill RC (2005). The subjective experience of pain: where expectations become reality. Proceed Natl Acad Sci; 102: 12950–5.

12 Linden DE (2006). How psychotherapy changes the brain – the contribution of functional neuroimaging. Mol Psychiatry; 11: 528–38.

13 Lozano AM, Mayberg HS, Giacobbe P, Hamani C, Craddock RC, Kennedy SH (2008). Subcallosal cingulate gyrus deep brain stimulation for treatment-resistant depression. Biol Psychiatry; 64: 461–7.

14 Luban-Plozza B, Laederach-Hofmann K, Knaak L, Dickhaut HH (2002). Der Arzt als Arznei. Das therapeutische Bündnis mit dem Patienten. 8. Aufl. Köln: Deutscher Ärzte-Verlag.

15 Ma SH, Teasdale JD (2004). Mindfulness-based cognitive therapy for depression: replication and exploration of differential relapse prevention effects. J Consult Clin Psychol; 72: 31–40.

16 Mayberg HS, Silva JA, Brannan SK, Tekell JL, Mahurin RK, McGinnis S, Jerabek PA (2002). The functional neuroanatomy of the placebo effect. Am J Psychiatry; 159: 728–37.

17 Mayberg HS, Lozano AM, Voon V, McNeely HE, Seminowicz D, Hamani C, Schwalb JM, Kennedy SH (2005). Deep brain stimulation for treatment-resistant depression. Neuron; 45: 651–60.

18 Ochsner KN, Ray RD, Cooper JC, Robertson ER, Chopra S, Gabrieli JD, Gross JJ (2004). For better or for worse: neural systems supporting the cognitive down- and up-regulation of negative emotion. Neuroimage; 23: 483–99.

19 Paquette V, Levesque J, Mensour B, Leroux JM, Beaudoin G, Bourgouin P, Beauregard M (2003). "Change the mind and you change the brain": effects of cognitive-behavioral therapy on the neural correlates of spider phobia. Neuroimage; 18: 401–9.

20 Pascual-Leone A, Nguyet D, Cohen LG, Brasil-Neto JP, Cammarota A, Hallett M (1995). Modulation of muscle responses evoked by transcranial magnetic stimulation during the acquisition of new fine motor skills. J Neurophysiol; 74: 1037–45.

21 Pascual-Leone A, Amedi A, Fregni F, Merabet LB (2005). The plastic human brain cortex. Annu Rev Neurosci; 28: 377–401.

22 Pezawas L, Meyer-Lindenberg A, Drabant EM, Verchinski BA, Munoz KE, Kolachana BS, Egan MF, Mattay VS, Hariri AR, Weinberger DR (2005). 5-HTTLPR polymorphism impacts human cingulate-amygdala interactions: a genetic susceptibility mechanism for depression. Nature Neurosci; 8: 828–34.

23 Platon (1993). Sämtliche Dialoge. Bd. 3. Hamburg: Felix Meiner Verlag.

24 Popper KR, Eccles JC (1990). Dialog V. In: Popper KR, Eccles JC. Das Ich und sein Gehirn. 9. Aufl. München: Piper; 558–73.

25 Ressler KJ, Mayberg HS (2007). Targeting abnormal neural circuits in mood and anxiety disorders: from the laboratory to the clinic. Nat Neurosci; 10: 1116–24.

26 Rosenkranz MA, Jackson DC, Dalton KM, Dolski I, Ryff CD, Singer BH, Muller D, Kalin NH, Davidson RJ (2003). Affective style and in vivo immune response: neurobehavioral mechanisms. Proc Natl Acad Sci USA; 100: 11148–52.

27 Rüegg JC (2007). Gehirn, Psyche und Körper. Neurobiologie von Psychosomatik und Psychotherapie. 4. Aufl. Stuttgart, New York: Schattauer.

28 Saxena S, Gorbis E, O'Neill J, Baker SK, Mandelkern MA, Maidment KM, Chang S, Salamon N, Brody AL, Schwartz JM, London ED (2009). Rapid effects of brief intensive cognitive-behavioral therapy on brain glucose metabolism in obsessive-compulsive disorder. Mol Psychiatry; 14(2): 197–205.

29 Schwartz JM, Stoessel PW, Baxter LR Jr, Martin KM, Phelps ME (1996). Systematic changes in cerebral glucose metabolic rate after successful behavior modification treatment of obsessive-compulsive disorder. Arch Gen Psychiatry; 53: 109–13.

30 Schwartz JM, Begley S (2003). The Mind and the Brain. Neuroplasticity and the power of mental force. New York: Regan Books, Harper Collins Publishers.

31 Scott DJ, Stohler CS, Egnatuk CM, Wang H, Koeppe RA, Zubieta JK (2007). Individual differences in reward responding explain placebo-induced expectations and effects. Neuron; 55(2): 325–36.

32 Wager TD, Rilling JK, Smith EE, Sokolik A, Casey KL, Davidson RJ, Kosslyn SM, Rose RM, Cohen JD (2004). Placebo-induced changes in FMRI in the anticipation and experience of pain. Science 303: 1162–7.

33 Wager TD, Scott DJ, Zubieta JK (2007). Placebo effects on human µ-opioid activity during pain. Proc Natl Acad Sci USA; 104:11056–61.

Sachverzeichnis